1缶でオメガ3系
脂肪酸たっぷり

病気を遠ざける！
魚の缶詰
レシピ

監修　医学博士　白澤卓二
料理　検見﨑聡美

魚の缶詰は、

青魚に含まれるオメガ3系脂肪酸の
DHA、EPAはもちろん
ビタミン、カルシウムが豊富です。
添加物は一切使われていません。
缶を開けるだけで食べられます。
下ごしらえいらずで、味つけも簡単。
骨がやわらかなので、全部食べられます。
常温で長期間の保存ができます。

買いおきしておけば、
健康的な食事作りに
役立ちます。

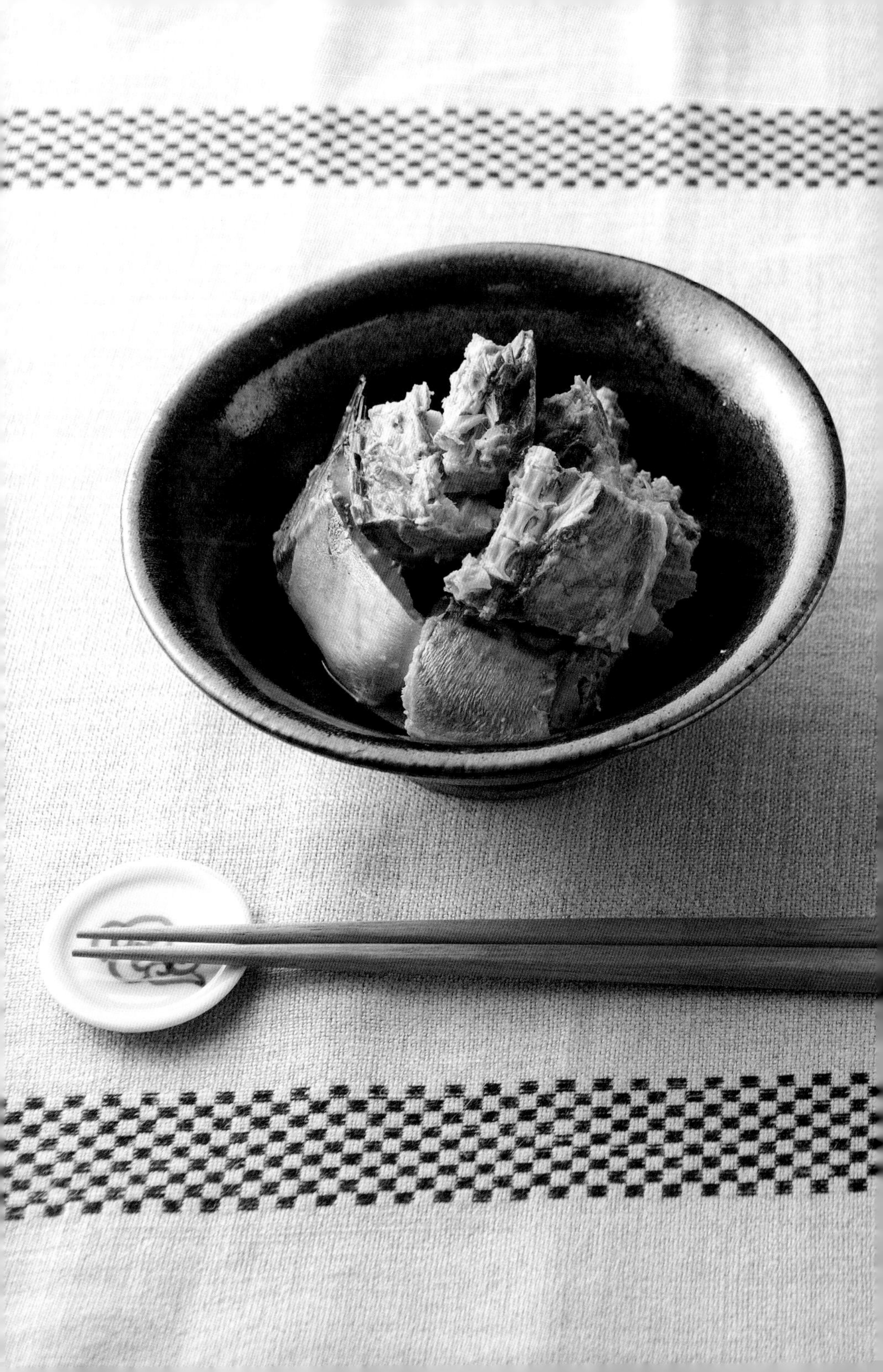

病気を遠ざける！魚の缶詰レシピ

contents

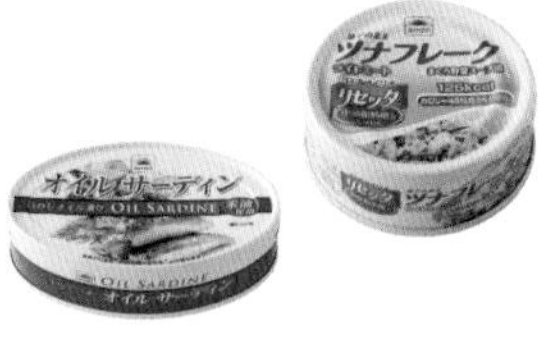

Part 2

いつもの野菜と組み合わせて デイリーレシピ

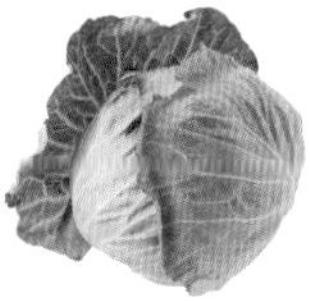

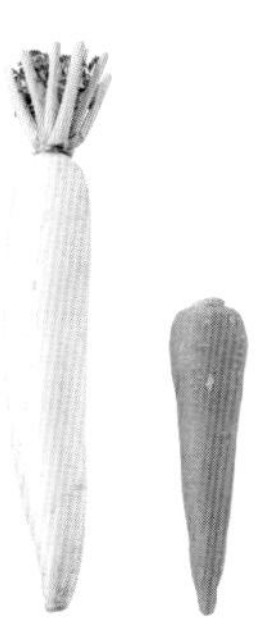

Part 3 ひと手間かけて ごちそう&ごはんと麺レシピ

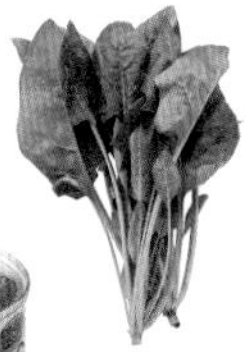

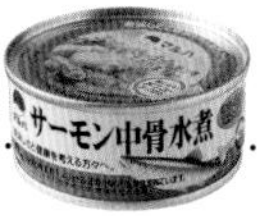

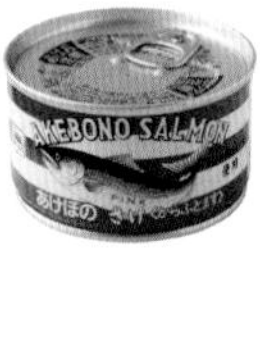

コラム

白澤先生よりひと言

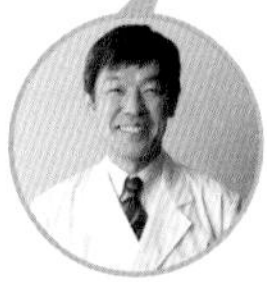

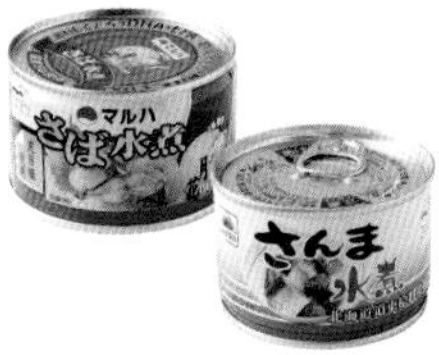

この本では

〈レシピについて〉

- 材料の分量は、料理によって2人分、4人分となっています。これは、魚缶1缶（2缶）を残さずに使いきるためです。同じさば水煮缶1缶でも、組み合わせる副材料の量などにより、人数が違う場合があります。
- 缶詰の重量は、缶汁込みの内容量です。紹介している缶詰以外のものを使う場合は、内容量を確認してください。
- 紹介している以外の缶詰は、塩分が同じではないので、味つけは控えめにし、味をみながら加減してください。
- とくに指示がない場合は、こしょうは白こしょう、だしは昆布と削り節のだし、砂糖は上白糖を使っています。みそは好みのものを使ってください。
- 焼き時間、煮る時間などは目安にし、お使いのレンジ、オーブンなどに合わせて加減してください。
- 大さじ1は15㎖、小さじ1は5㎖、1カップは200㎖です。

オメガ3系脂肪酸のすごいチカラ

オメガ3系脂肪酸は、
さば、いわし、さんまなどの
青魚に含まれるＤＨＡ、ＥＰＡのこと。
名前は知っていても、
その働きは意外と知らないかも……。
想像以上にパワフルなチカラを、
白澤卓二先生に教えてもらいました。

100歳まで元気に生きる
ためには「食べ方」が大事。

白澤卓二先生

医学博士。日本でのアンチエイジング研究の第一人者。

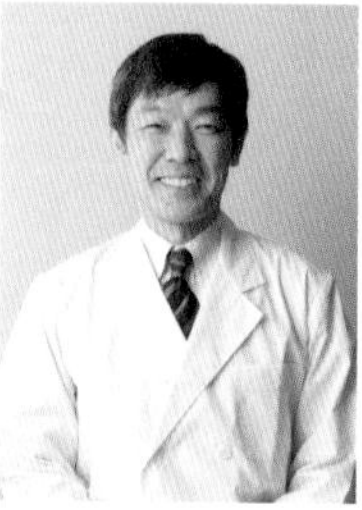

1 血管の若さをキープ

2 コレステロール、中性脂肪をダウン

3 脳をイキイキと若返らせる

4 血液をサラサラにする

5 アレルギーの改善をサポート

1 血管の若さをキープ

血管の若さとは、しなやかでやわらかいこと。老化が進むと、血管壁に老廃物などがたまり、血管がかたくなります。これが進むと、血管が詰まりやすくなり、動脈硬化や心臓病などの重大な病気の原因になります。

ＤＨＡは、血管を作る大事な材料です。脂肪の成分ですが固まりにくく、細胞に入り込んで血管壁をやわらかく保ちます。

注目のきっかけはイヌイット

グリーンランドに住むイヌイットは、ほとんど野菜を食べず、おもにアザラシや魚を食べているのに心臓病が少ない。調べてみると、かれらの血液には、DHAが多く含まれていた。この調査結果が、DHAに注目が集まるきっかけになった。

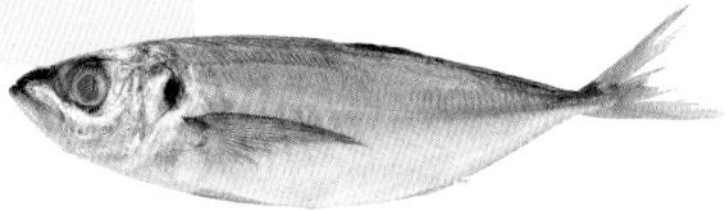

2 コレステロール、中性脂肪をダウン

ＤＨＡには、血液中の悪玉コレステロールと中性脂肪を低下させ、善玉コレステロールを増やす働きがあります。この働きは同じく魚に含まれるオメガ３系脂肪酸のＥＰＡにもあります。これらの脂肪酸は、コレステロールや中性脂肪の代謝をつかさどる肝臓の細胞膜をやわらかく保ち、その働きを活性化させ、結果として余分な血中脂質をコントロールすると考えられています。

EPAとは？

ＤＨＡと同じオメガ３系脂肪酸。魚の脂肪に豊富に含まれ、ＤＨＡと共存している。働きはＤＨＡと似ており、血栓予防と中性脂肪を減らす作用はＤＨＡより強いといってよく、医薬品や特定保健用食品にも使われる。ただし、脳の活性化はＤＨＡだけの作用で、EPA自体にはない。

3 脳をイキイキと若返らせる

DHAと脳（認知症など）の調査はこれまで海外の報告が多かったですが、日本人を対象に長期間行った調査（国立がん研究センターなど／2002年）では、魚の摂取量が多いと認知症発症リスクの低下につながることがわかりました。最も多く摂取していたグループは、1日に魚を80gほど食べていました。切り身なら大きめ1枚です。

また、がん患者やサバイバーの不安軽減にDHAとEPAが有効である可能性も報告されています（国立がん研究センターなど／2018年）。認知症だけでなく、心の健康維持にも役立つことが明らかになってきました。

認知症の予防にも有効？

DHAの研究は調査対象が高齢者であることが多かった。そこで、米国神経学会は中年期（平均年齢46歳）を対象に調査したところ、DHAやEPAの血中濃度が高い人は認知力、思考力が優秀だったため、認知症の予防にも役立つ可能性が確認された。（©2022 Neurology）

DHAは体内で合成できない

脳は、6割が脂質、4割がたんぱく質で構成されている。脂質の半分はDHAとリン脂質で、半分はコレステロール。またDHAは、目の網膜、胎盤、精子、母乳などにも多く含まれており、体にとって重要な脂質である。ところがDHAは体内では合成できないので、食事で補給するしかない。そのためDHAやEPAなどの必須脂肪酸は「日本人の食事摂取基準」（厚生労働省）で1日の目安量が示されている。

オメガ3系脂肪酸の摂取目安量

※「日本人の食事摂取基準」2020年版

性別／年齢（歳）	男性 目安量（g/日）	女性 目安量（g/日）
18 ～ 29	2.0	1.6
30 ～ 49	2.0	1.6
50 ～ 64	2.2	1.9
65 ～ 74	2.2	2.0
75以上	2.1	1.8

4 血液をサラサラにする

DHAは、血管だけでなく、血液中の赤血球もしなやかに保つので、血液をサラサラにして流動性を高めます。柔軟な血管に流動性の高い血液が流れることで血行がよくなり、高血圧の改善にもつながります。

この働きは、EPA（これも魚に豊富な脂肪酸。P9コラム参照）も強く、血栓を作りにくくするので治療薬にも使われています。

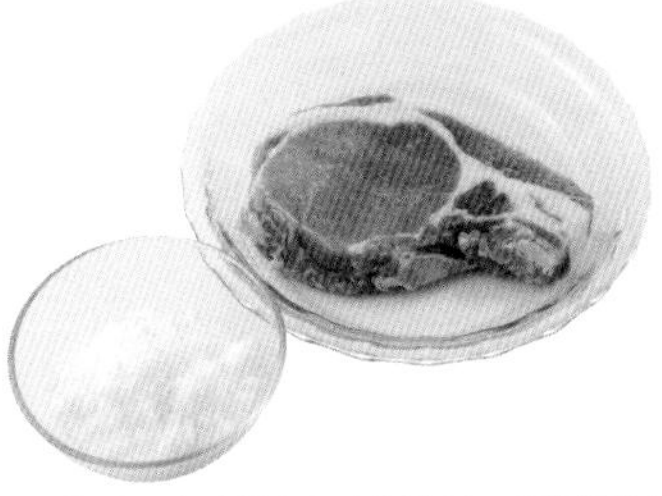

肉の脂肪や白砂糖を食べすぎると、血糖値や血中脂質が増え、血液がドロドロになるので要注意。

5 アレルギーの改善をサポート

DHAの投与により、皮膚のかゆみ、赤み、しっしんなどの症状が緩和されたという調査結果があります（東北大学医学部他、マルハニチロ中央研究所共同研究）。このしくみは、DHAの抗炎症作用だと考えられています。

DHAは、プロスタグランジンという物質の原料になります（右コラム参照）。これには炎症を鎮静させる働きがあり、アレルギーが起こると症状を抑えるのです。

プロスタグランジンとは？

体内でいろいろな調節を行う生理活性物質のひとつで、たくさんの種類、グループがある。オメガ3系と6系の脂肪酸が原料になるが、両者は「血管の拡張と収縮」「発がんの抑制と促進」「子宮の収縮と弛緩」「炎症の激化と鎮静」など相反した働きをし、身体機能のバランスをとっている。

DHAを摂るなら魚缶が得策!

いちばん手軽で確実なDHA補給源は、魚の缶詰です。生の青魚を毎日食べるのはたいへんですが、缶詰ならラクチン!
しかも、缶詰のDHAにはメリットがたくさんあります。

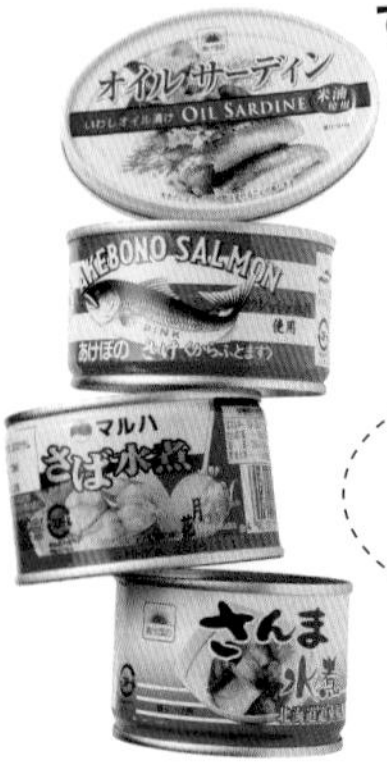

DHAがたっぷり含まれている魚の缶詰。

1 魚缶ならDHAは酸化しない

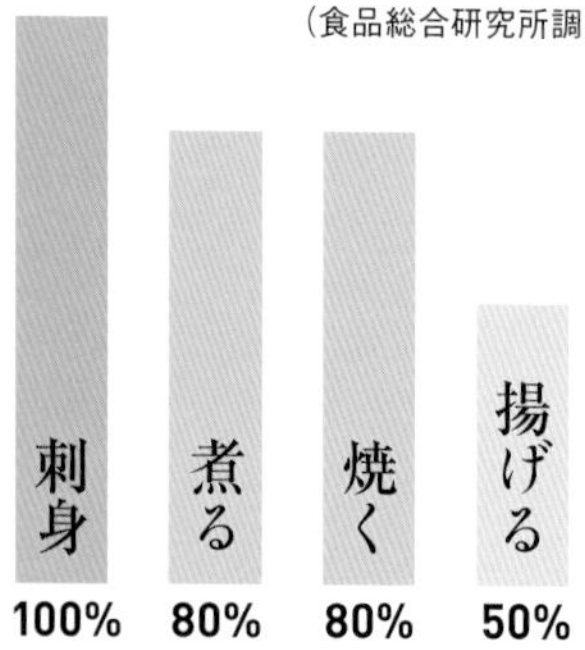

⦿調理法によるDHA残存量
(食品総合研究所調べ)

DHAは、油や水に溶けやすく、調理方法によっては流出し、失われてしまいます(左図参照)。また、光や酸素にあたると酸化しやすく、これまた失われてしまいます。さらに、冷凍保存でも、大幅に損失してしまうという報告があります。ところが魚缶は、魚を生のまま詰め、空気を抜いて加熱するため、DHAが丸ごと残っており、長期保存しても酸化しません。

2

魚缶½から1缶で1日のDHAはクリア！

厚生労働省では、ＤＨＡをはじめとするオメガ３系脂肪酸の摂取目安量を１日1.6〜2.2ｇ（Ｐ10参照）としています。

この量を魚缶で摂るなら、どれくらい食べればよいかは左の表をごらんください。どの魚缶も、½〜１缶くらいを食べれば十分なのです。１食でも無理なく食べられる量で、ＤＨＡの１日に必要な量はクリアできることがわかります。

1日の目安量は

1.6〜2.2g

※「日本人の食事摂取基準」2020年版

⦿これだけ食べればOK

さば水煮缶（2.6g ／ 100g）	½缶
さんま水煮缶（2.2g ／ 150g）	1缶
さけ水煮缶（0.9g ／ 180g）	1缶
サーディン（2.2g ／ 100g）	1缶

※かっこ内は、各缶詰（缶汁除く）のＤＨＡとEPAの含有量。
※ツナ缶は製造過程で脂質が流出しやすく、1缶程度ではクリアできない。

3

缶汁にもDHAがたっぷり

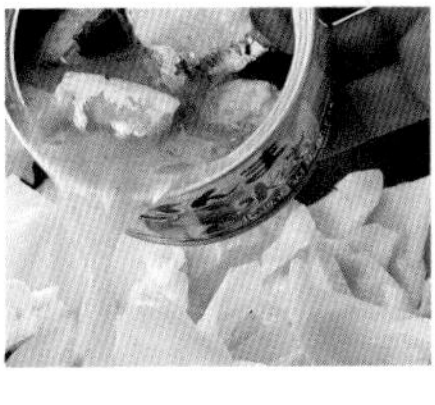

魚缶のＤＨＡは、缶汁にもたっぷり含まれています。製造工程で、生の魚を缶に詰めて加熱するため、汁にＤＨＡが溶け出しているのです（Ｐ34参照）。缶汁には、ＤＨＡだけでなく、魚のうまみも溶け出しているので、料理に上手に活用しましょう。

EPAはダイエットにも効果あり！

さば、いわし、さんま缶に豊富なＥＰＡは「やせホルモン」の分泌を促進。魚缶で健康的にダイエットできます。

EPAには中性脂肪や血圧を下げる働きも知られている。

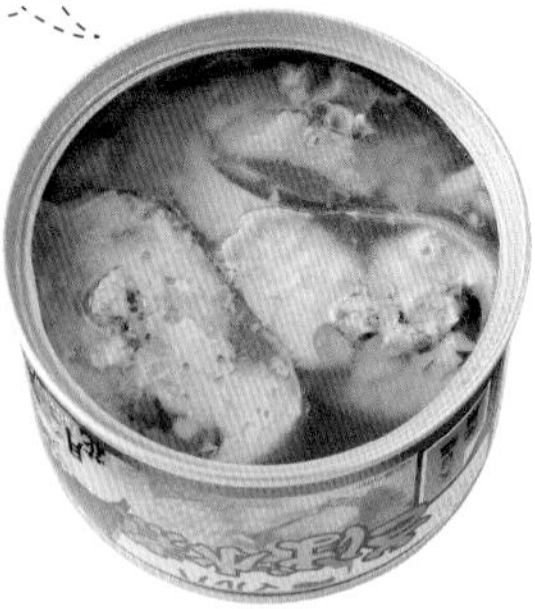

ＧＬＰ－１というホルモンが血糖値と食欲をコントロール

さば、いわし、さんま缶などは、ＤＨＡのほかＥＰＡも豊富に含まれます。ＥＰＡには「ＧＬＰ－１」というホルモン（消化管ホルモンの一種）の分泌を促す働きがあります。ＧＬＰ－１は血糖値の上昇をゆるやかにし、安定させる働きがあります。血糖値は急上昇すると余分な糖が脂肪に変わるので肥満の原因に。つまり、ダイエットには血糖値のコントロールがとても大切です。また、ＧＬＰ－１には食欲をコントロールする可能性もあるといわれ、別名「やせホルモン」ともよばれています。

さらに、ＥＰＡは食物繊維と一緒に摂ると効果がアップします。食物繊維も腸を刺激してＧＬＰ－１の分泌に働くためです。また、食物繊維自体にも血糖値の上昇をゆるやかにする働きがあるのでさば缶などを食べるときは、食物繊維豊富な食品をプラスするのがおすすめ。

さけ缶の注目成分はアスタキサンチン

**さけの色素、アスタキサンチンは
DHA、EPA同様に
健康維持や若返りに役立つ
注目の成分です。**

アスタキサンチンは
油で調理すると吸収が
アップするので、さけ缶の
料理は油を使うとよい。

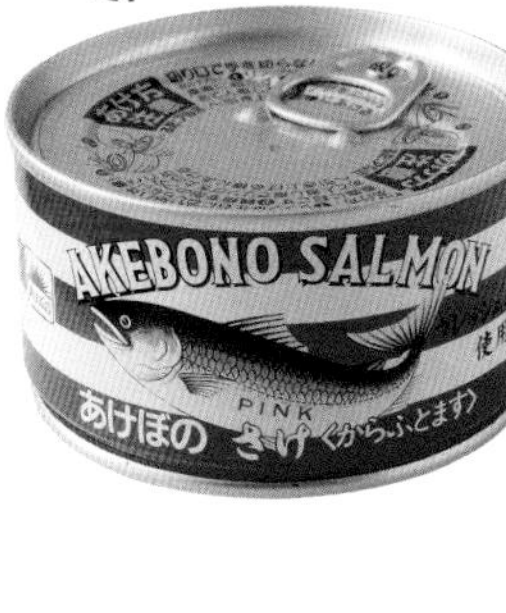

高い抗酸化作用でアンチエイジング

さけはピンク色をしていますが、実は白身魚。この色はさけが食べているえびやかにの色素によるもので、アスタキサンチンという成分です。いろいろな働きが明らかになっており、健康と若さを維持する効果が期待されています。

まず、血液をさらさらにして脳血栓や心筋梗塞の予防を助けます。また、血中コレステロール、血圧、血糖値の低下に働きます。さらに、認知症予防、目の機能向上にも効果があることがわかっています。

これらの働きはアスタキサンチンの高い抗酸化作用によるもの。抗酸化作用といえばビタミンE、カロテンなどが有名ですが、アスタキサンチンの抗酸化作用はこれらより強いとも。さけ缶は、体内の酸化＝老化を防いでアンチエイジングに役立つ魚缶といえるでしょう。

魚の缶詰はビタミンも充実！

魚缶には、若返りのビタミンといわれるビタミンEもたっぷり！たんぱく質や糖質などの代謝に不可欠なビタミンB群も豊富です。

サーディン1缶で、1日に必要なビタミンEは軽々クリア。

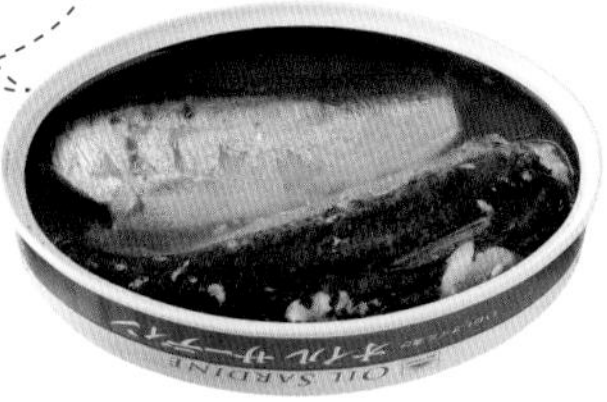

肌の老化を予防するビタミンE

ビタミンEは、強い抗酸化作用のあるビタミンです。抗酸化作用とは、体内の脂質の酸化を防ぎ、活性酸素を抑えて老化を防ぐ作用です。この働きによってしみ、たるみ、しわなど肌の老化も予防します。

ビタミンCを一緒に摂ると、ビタミンEが再び活性化するので、野菜やかんきつ類を組み合わせましょう。

食事をエネルギーに変えるビタミンB群

魚缶には、ビタミンB_2、B_6、ナイアシンといったビタミンB群も豊富。たんぱく質、糖質、脂質をエネルギーに変える代謝に深く関わるビタミンです。また、皮膚の健康維持や子どもの成長、アルコールの分解にも必要です。

※ビタミンEは脂溶性ビタミンなので、摂りすぎには注意しましょう。
※ビタミンB群は水溶性のビタミンなので摂りだめはできず、毎日補給する必要があります。

各ビタミンの必要量と多く含まれる魚缶 BEST3

1日に必要な
ビタミンE

6.0〜7.0mg
（18歳以上男女）

BEST3

サーディン	8.2mg
さば水煮缶	3.2mg
ツナ油漬け	2.8mg

1日に必要な
ビタミンB_2

1.0〜1.6mg
（18歳以上男女）

BEST3

さば水煮缶	0.40mg
サーディン	0.32mg
さんま味つけ缶	0.20mg

1日に必要な
ナイアシン

11〜15mg
（18歳以上男女）

BEST3

ツナ油漬け	8.8mg
さば水煮缶	8.0mg
サーディン	7.8mg

1日に必要な
ビタミンB_6

1.1〜1.4mg
（18歳以上男女）

BEST3

さば水煮缶	0.36mg
サーディン	0.34mg
さんま味つけ缶	0.30mg

※1日に必要な量／「日本人の食事摂取基準」2020年版（18歳以上男女）
※各缶詰の数値は100gあたりの含有量

カルシウムも魚の缶詰でOK!

骨まで食べられる魚缶は、カルシウムの補給におすすめ。カルシウムは、イライラを鎮めて神経を落ち着かせ、骨粗しょう症の予防に働く大事なミネラルです。

サーモン中骨水煮は、1缶(90g)に牛乳1.5リットル分のカルシウムが含まれている。

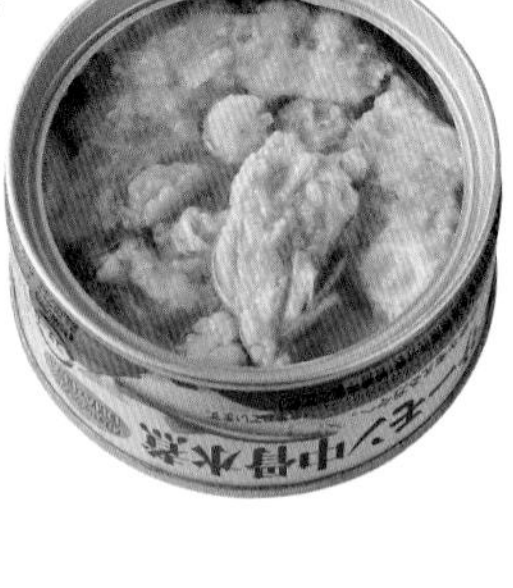

魚缶は生の魚よりカルシウムが多い

魚のカルシウム含有量は、生より缶詰のほうが格段に多いのです(左ページ図参照)。この差は、骨のカルシウム。魚の缶詰は、高圧で加熱するので骨がやわらかくなって丸ごと食べられるからです。また、骨から溶け出したカルシウムは缶汁に残るので、これを調理に使えばむだがありません。

効率をアップするビタミンDも豊富

ビタミンDは、腸でのカルシウムの吸収を助け、骨に定着させる働きがあります。カルシウムを摂っても、ビタミンDが不足すれば、骨粗しょう症やくる病になることもあるのです。魚の缶詰には、ビタミンDも豊富。1日に必要な量は、缶詰を100gほど食べれば補給できます。

※ビタミンDは脂溶性ビタミンなので、摂りすぎには注意しましょう。

1日に必要なカルシウム

600～800 mg

※「日本人の食事摂取基準」2020年版（18歳以上男女）

魚缶と生魚のカルシウム

※各数値は100g あたりの含有量
（缶詰は缶汁除く）

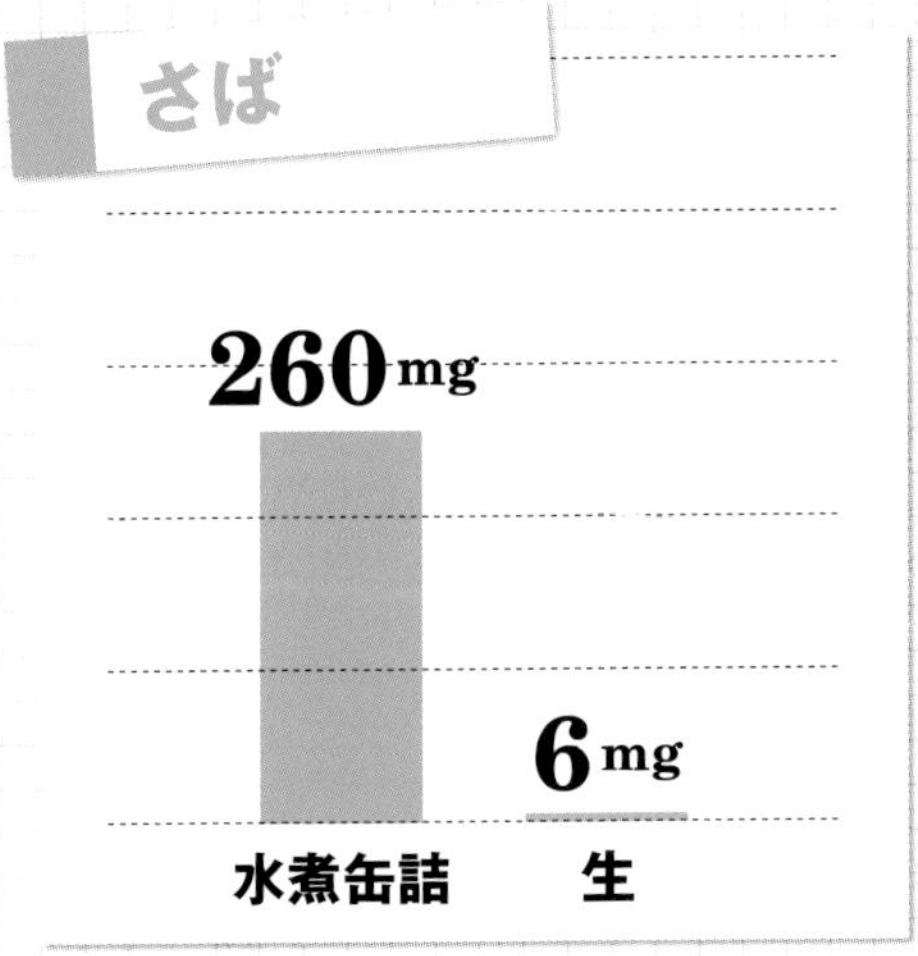

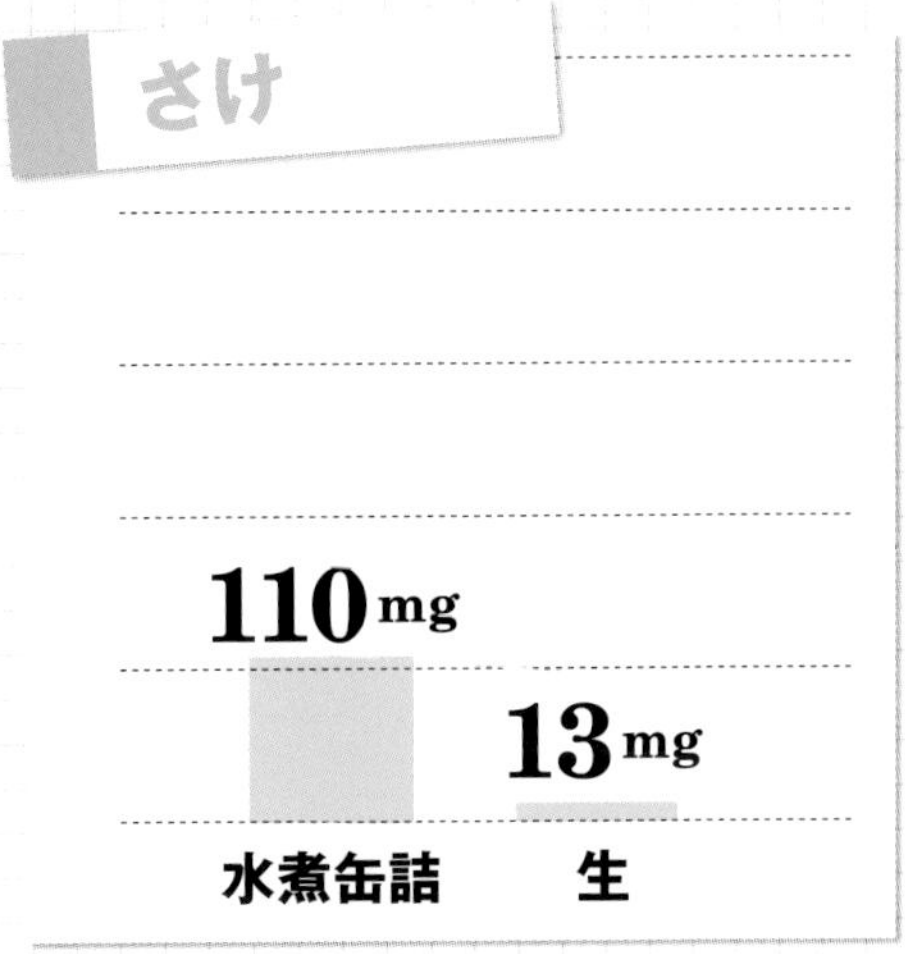

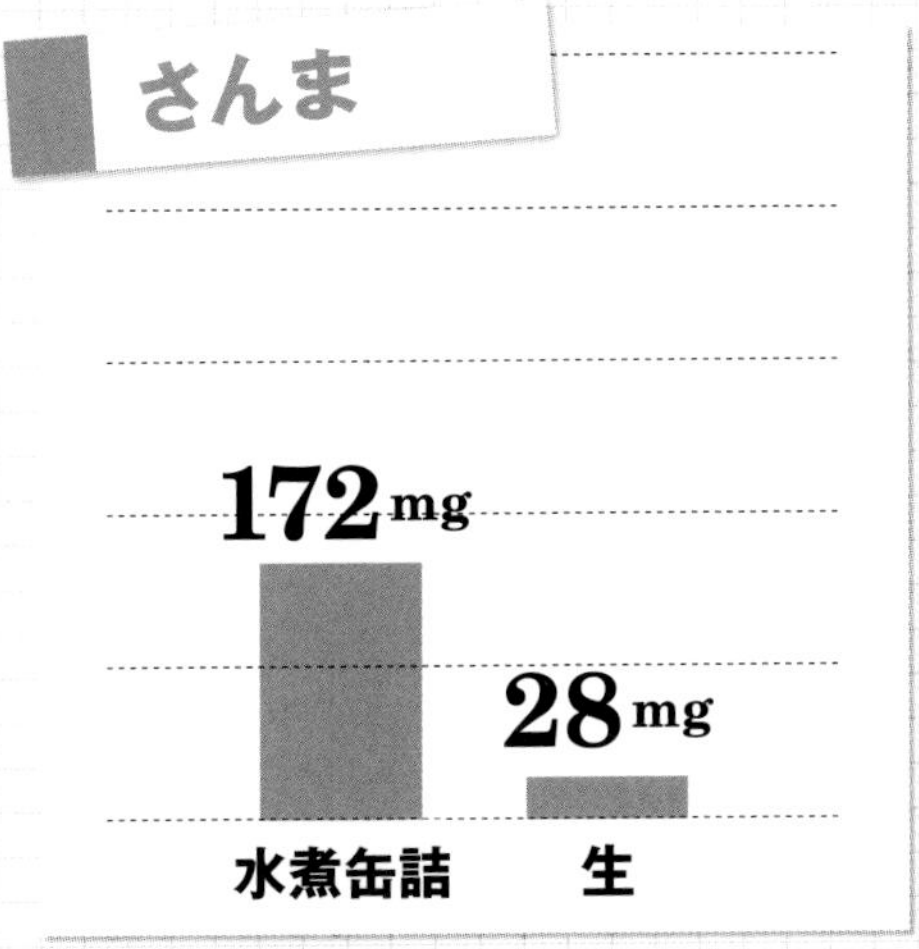

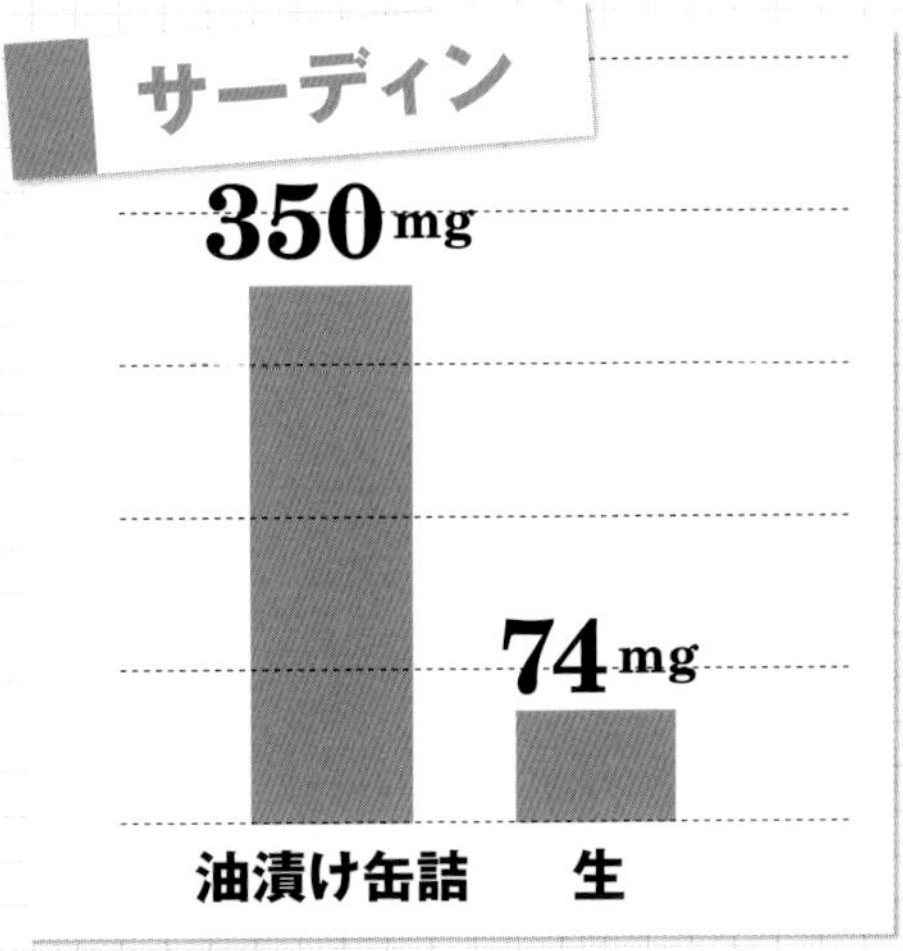

ツナのカルシウムは？

ツナ缶は、製造工程で骨を取り除くため、カルシウムの含有量は少ない。カルシウム補給源ではなく、高たんぱく質低カロリーの魚缶として活用するのがベスト。ただし、油漬けはカロリーオーバーになりがちなので、カロリーカットタイプの商品を選ぶとよい。

レシピで使っている缶詰

この本で使用した缶詰（さば・さけ・さんまの水煮缶、ツナの野菜スープ煮缶、サーディン、魚の味つけ缶、貝の水煮缶）の１缶の内容量と塩分をまとめました。お使いになる缶詰の表示を確認し、これらの内容量、塩分と違うときは、調味料を加減してください。

ツナ（野菜スープ煮）缶

（1缶80g、塩分1.1g）

まぐろに適量の油を加えて野菜スープで煮た缶詰。DHAは多くないが、筋肉再生に必要なBCAA（3種の必須アミノ酸）が豊富。

さばみそ煮缶

（1缶200g、塩分2.0g）

さば水煮缶と同じようにDHA、EPA、カルシウムなどが豊富に含まれる。

さんま蒲焼缶

（1缶100g、塩分1.7g）

DHA、EPA、カルシウムなどはさんま水煮缶と同じように豊富。

いわしトマト煮

（1缶100g、塩分1.1g）

サーディンよりローカロリーでダイエット向き。DHA、EPAなどはサーディン同様に豊富。

あさり水煮缶

（1缶130g、塩分2.1g）

鉄、ビタミンB_{12}がとても豊富。カロリーが低いのでダイエットにも向く。

ほたて貝柱 水煮

（1缶70g、塩分0.7g）

糖質や脂質が低く、たんぱく質が豊富。うまみたっぷりの缶汁が特徴。

さば水煮缶

（1缶200g、塩分2.0g）

さばは脂肪が豊富で、DHAやEPAがたくさん含まれている。骨ごと食べられるのでカルシウムも豊富。

さんま水煮缶

（1缶150g、塩分1.4g）

さんまもDHAやEPAがたくさん含まれ、カルシウムも豊富。さばと比べると風味が濃いのが特徴。

さけ缶

（1缶180g、塩分1.4g）

さけの一種、からふとますの水煮缶。さばより脂肪は少ないがDHAは豊富で、アスタキサンチンやカルシウムも豊富。

サーモン中骨水煮缶

（1缶90g、塩分1.0g）

サーモンを三枚におろしたあとに残った中骨を加圧加熱でやわらかく仕上げたもの。カルシウムがとても豊富に含まれる。

サーディン

（1缶100g、塩分0.9g）

いわしに植物油と塩を加えて加圧加熱した油漬け。DHA、EPAはさば缶に匹敵する量を含む。

さっと作れて
手間いらずの
シンプルレシピ

魚缶をパカッと開けたら、
すぐできるもの13品。
5分でOKのおつまみや、
あと一品欲しいときに
うれしいおかずのレシピです。

Part 1

さば缶

缶詰をパカッと開けたら、ひと手間加えて気のきいた一品に

さばのガーリックトマトソース
さばのたたきとろろがけ

材料 2人分

●さばのガーリックトマトソース

さば水煮…1缶（200g）
トマト…小½個
玉ねぎ…⅛個
にんにく…½片
A パセリ（みじん切り）…大さじ1
　オリーブ油…大さじ1
　塩…少々
　粗びき黒こしょう…少々

●さばのたたきとろろがけ

さば水煮…1缶（200g）
やまといも…100g
おろしわさび…少々
焼き海苔…適量

さばのガーリックトマトソース

1 トマトは種をとって5㎜角に切り、玉ねぎとにんにくはみじん切りにし、Aを混ぜる。

2 さばの汁気を軽くきって器に盛り、**1**のソースをかける。

さばのたたきとろろがけ

1 やまといもは皮をむいて酢水（水1カップに酢小さじ1を混ぜる）に10分さらし、流水でぬめりを洗い流す。水気をふいてひと口大に切り、ポリ袋に入れて麺棒などでたたきつぶす。

2 さばの汁気を軽くきって器に盛り、**1**のとろろをかけ、わさび、ちぎった海苔をのせる。

白澤先生よりひと言

塩分控えめでおいしく食べるコツ

魚の缶詰には塩分が含まれますから、低塩を心がける人は味つけに注意しましょう。たとえば、さばの塩分を食塩に換算すると、生は0.4g、水煮缶は0.9g（100gあたり）。さばの水煮缶を半分（95g）食べると、食塩を小さじ1/5くらい摂ったことになります。味つけは、この量を考慮して控えめにすることが大事です。

レモン、ゆず、すだちなどのかんきつ類をしぼったり、青じそ、しょうが、にんにくなど香味野菜を使うと、薄味でもおいしく仕上がりますよ。

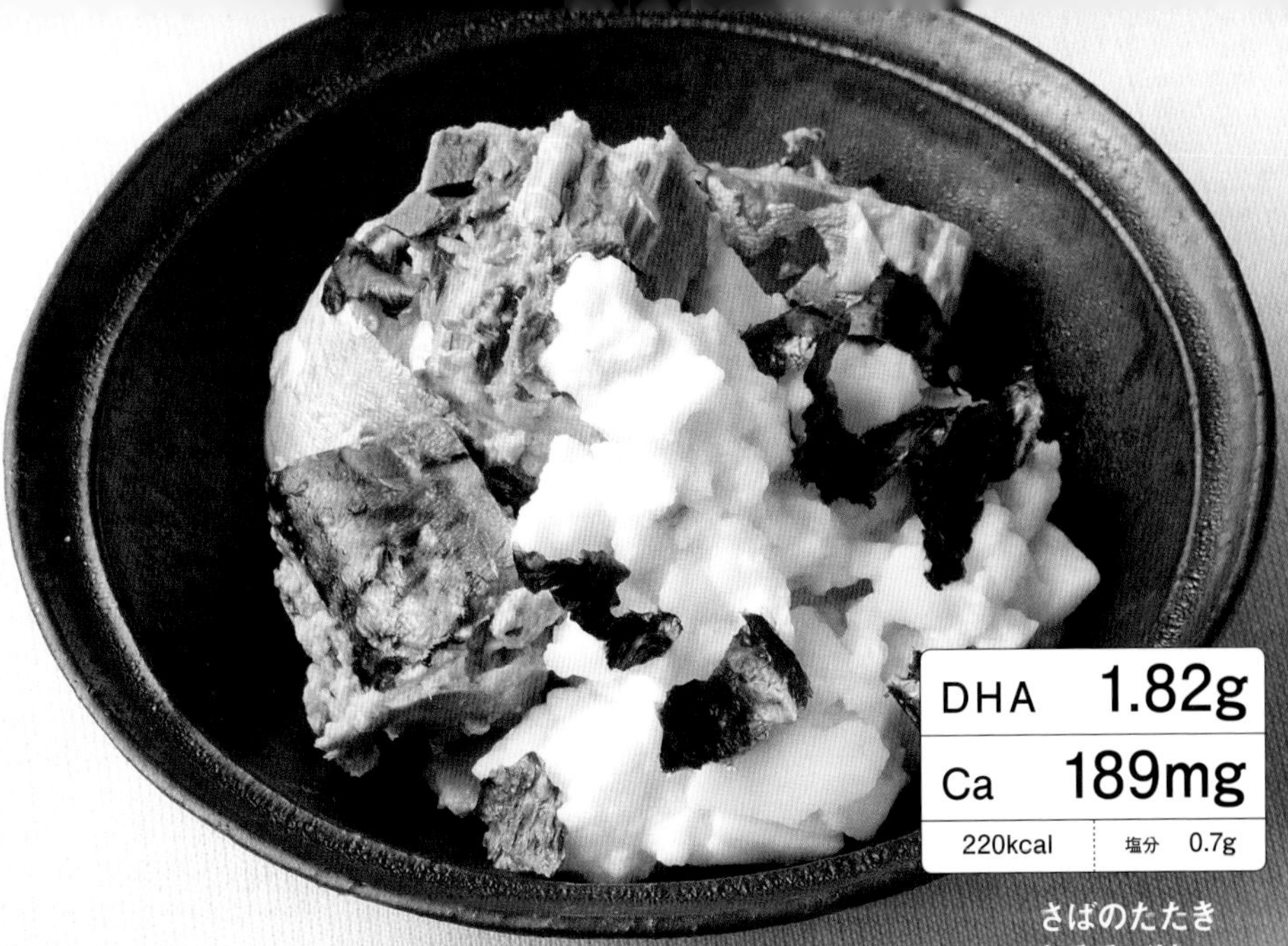

DHA	1.82g
Ca	189mg
220kcal	塩分　0.7g

さばのたたき
とろろがけ

さばのガーリック
トマトソース

DHA	1.82g
Ca	182mg
240kcal	塩分　0.9g

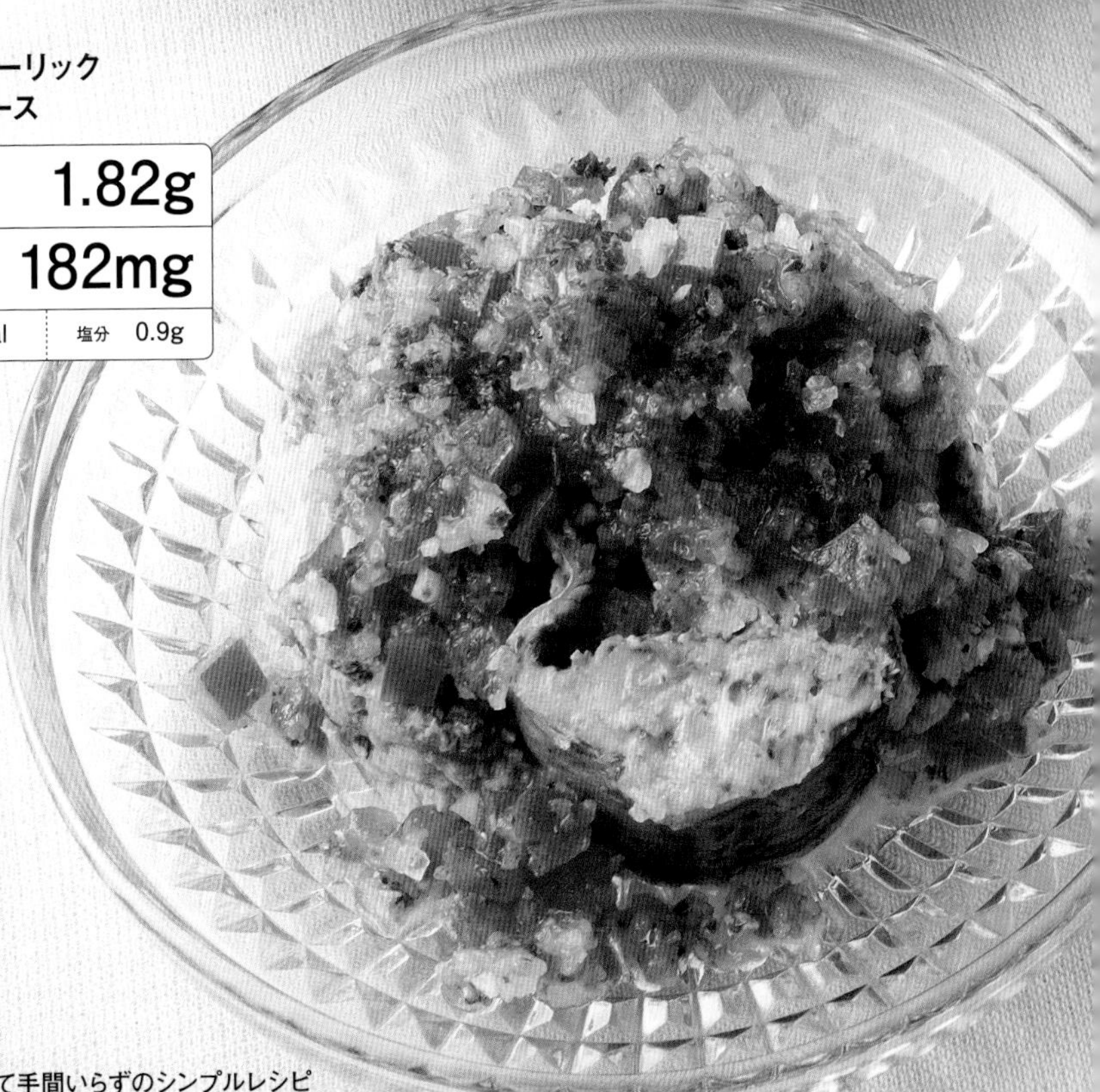

さんま缶

ひと口サイズのさんまをさっとあえるだけ。
小粋なおつまみです

さんまの青海苔すりごまあえ

DHA	0.68g
Ca	103mg
109kcal	塩分 0.4g

材料 2人分

さんま水煮…1缶(150g)
長ねぎ…5㎝
青海苔…大さじ$\frac{1}{2}$
白すりごま…大さじ1

1 長ねぎは小口切りにして水にさらし、水気をよくきる。

2 バットに青海苔、すりごまを混ぜて広げ、さんまの汁気を軽くきって入れ、全体にまぶす。

3 器に盛り、長ねぎを添える。

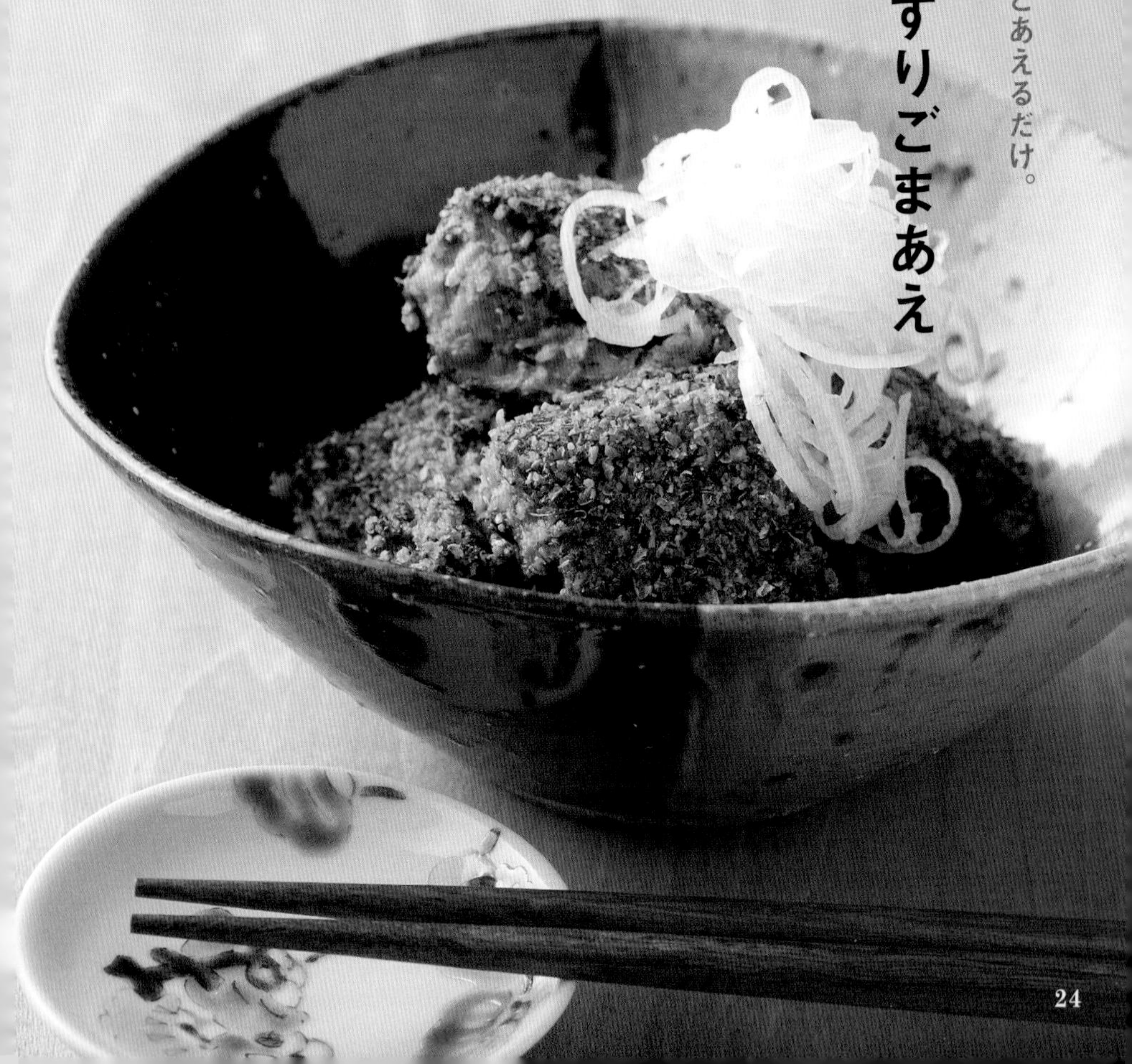

さんま缶

さんまのねぎマヨ焼き

焼いたマヨネーズの濃厚な味わいが、さんまによく合います

DHA	0.68g
Ca	83mg
200kcal	塩分 0.7g

材料 2人分

さんま水煮…1缶（150g）
長ねぎ…10cm
A マヨネーズ…大さじ2
　おろしにんにく…少々
一味唐辛子…少々

1 長ねぎはみじん切りにし、Aと混ぜる。

2 さんまは汁気をよくきり、身を縦半分に割ってアルミホイルに並べ、**1**を塗る。

3 オーブントースターでこんがりするまで5～6分焼き、一味唐辛子を振る。

※アルミホイルは魚がくっつきにくいフライパン用などがおすすめ。

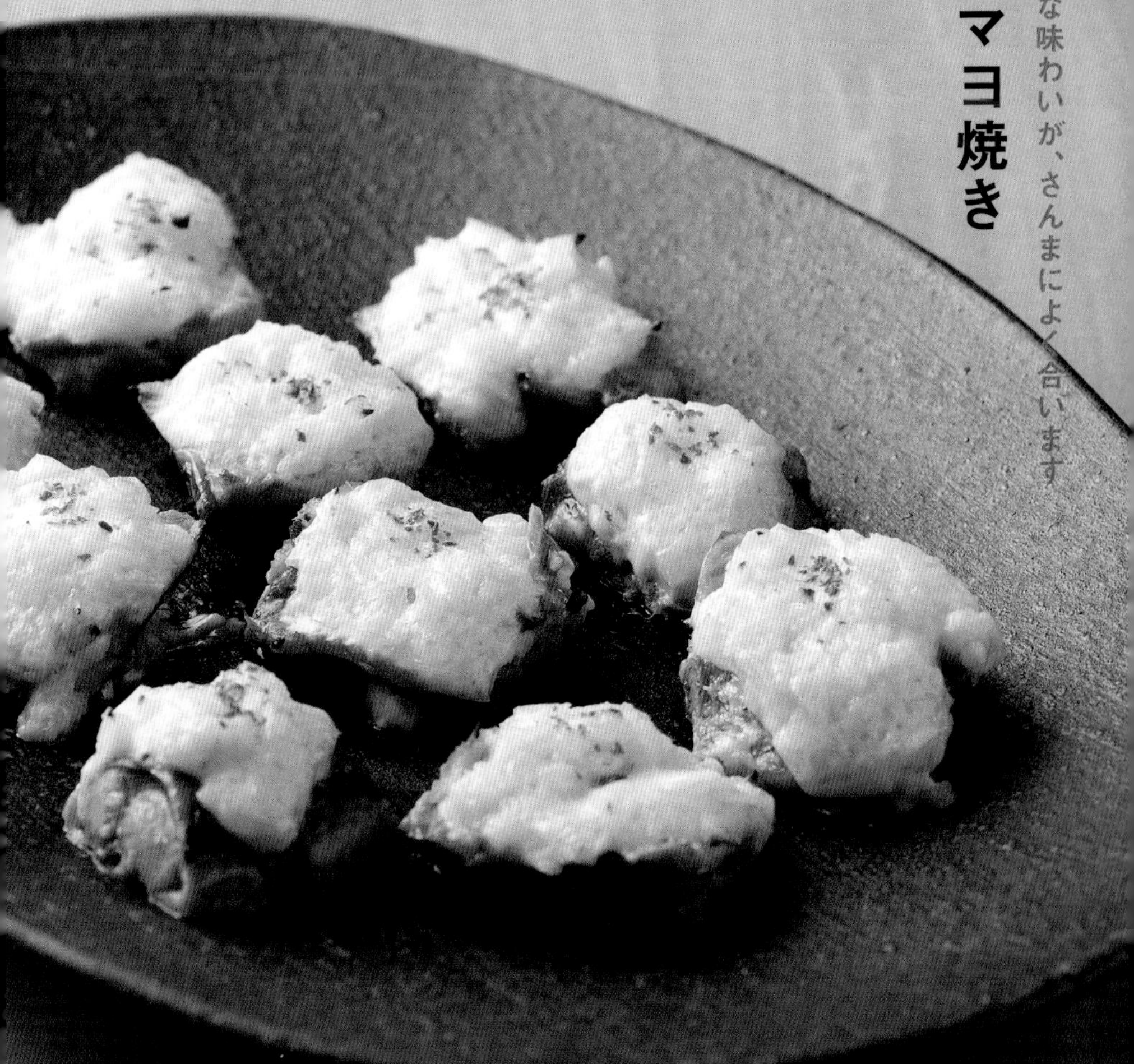

さけの中骨缶

さけの中骨とバジルの春巻き

調味料はいりません。缶詰の塩気だけで十分おいしく作れます

DHA	0.29g
Ca	558mg
223kcal	塩分 0.3g

材料 2人分

さけ中骨水煮…1缶(90g)
バジル…6枚
春巻きの皮…3枚
薄力粉…適量
オリーブ油…大さじ3 ～ 4

1 中骨は汁気をよくきり、スプーンの背で骨と身をざっとつぶす。薄力粉は水でどろっと溶き、糊を作る。

2 春巻きの皮は半分に切って縦長におき、手前にバジルと**1**を等分にのせる。皮の端にぐるっと糊を塗り、手前からパタンパタンと折りたたむように平たく巻き、両端と巻き終わりを指で押さえて止める。

3 フライパンにオリーブ油を中温に熱して**2**を入れ、ときどき返しながらカラリと揚げ焼きにし、油をきる。

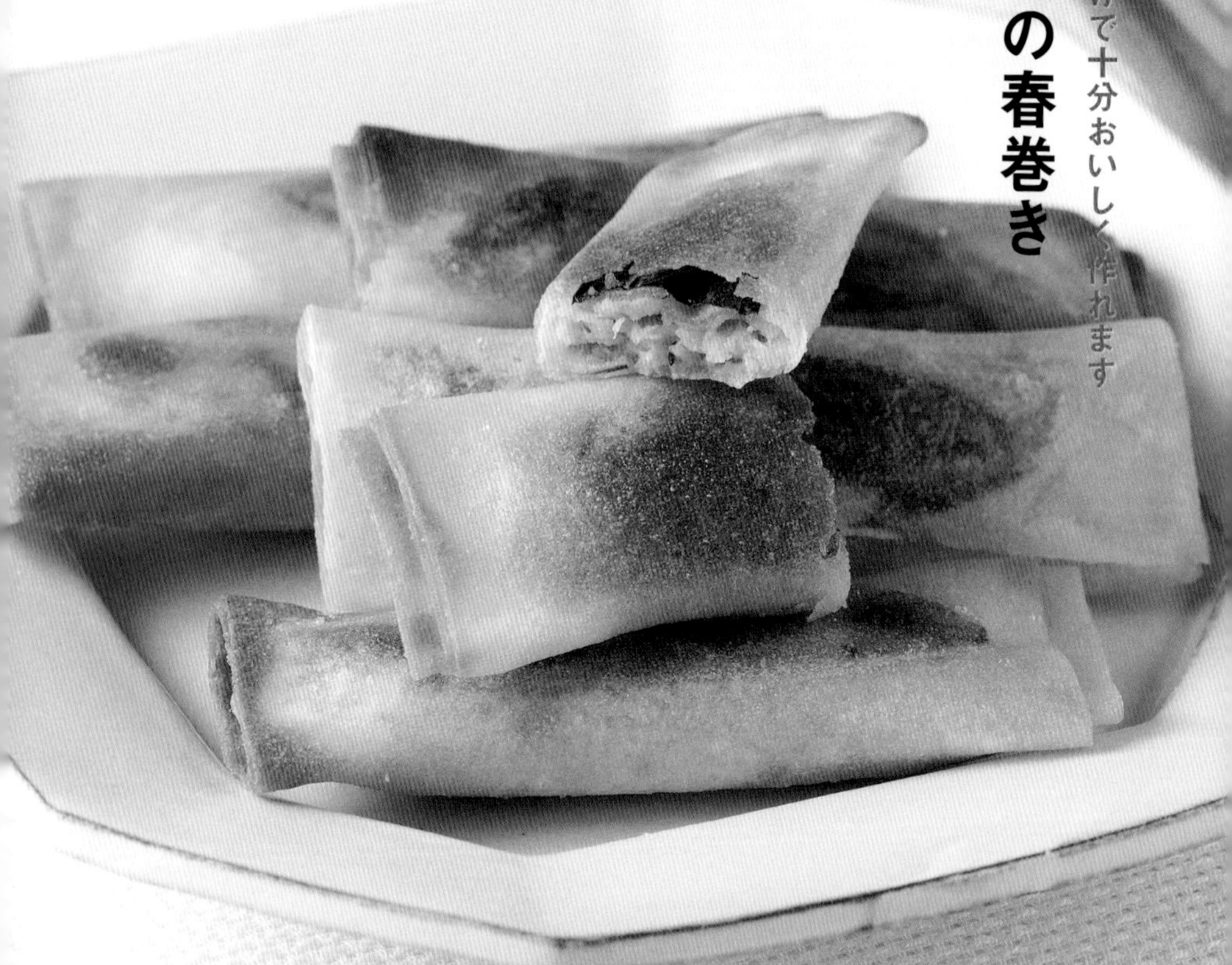

さけ缶

さけの淡泊な味に、にらとごま油でパンチをきかせました

さけ缶のにらだれがけ

材料 2人分

さけ水煮…1缶（180g）

にら…½束

A
- しょうゆ…大さじ2
- 砂糖…大さじ1
- ごま油…小さじ1
- 刻み唐辛子…少々

1 にらは細かい小口切りにしてAと混ぜ、しばらくおいてなじませる。

2 さけは汁気を軽くきって器に盛り、**1**のたれを適量かける。

※残ったたれは、密閉容器に入れて冷蔵保存し、3～4日で食べきる。豆腐にかけてもおいしい。

DHA	0.40g
Ca	149mg
116kcal	塩分 1.1g

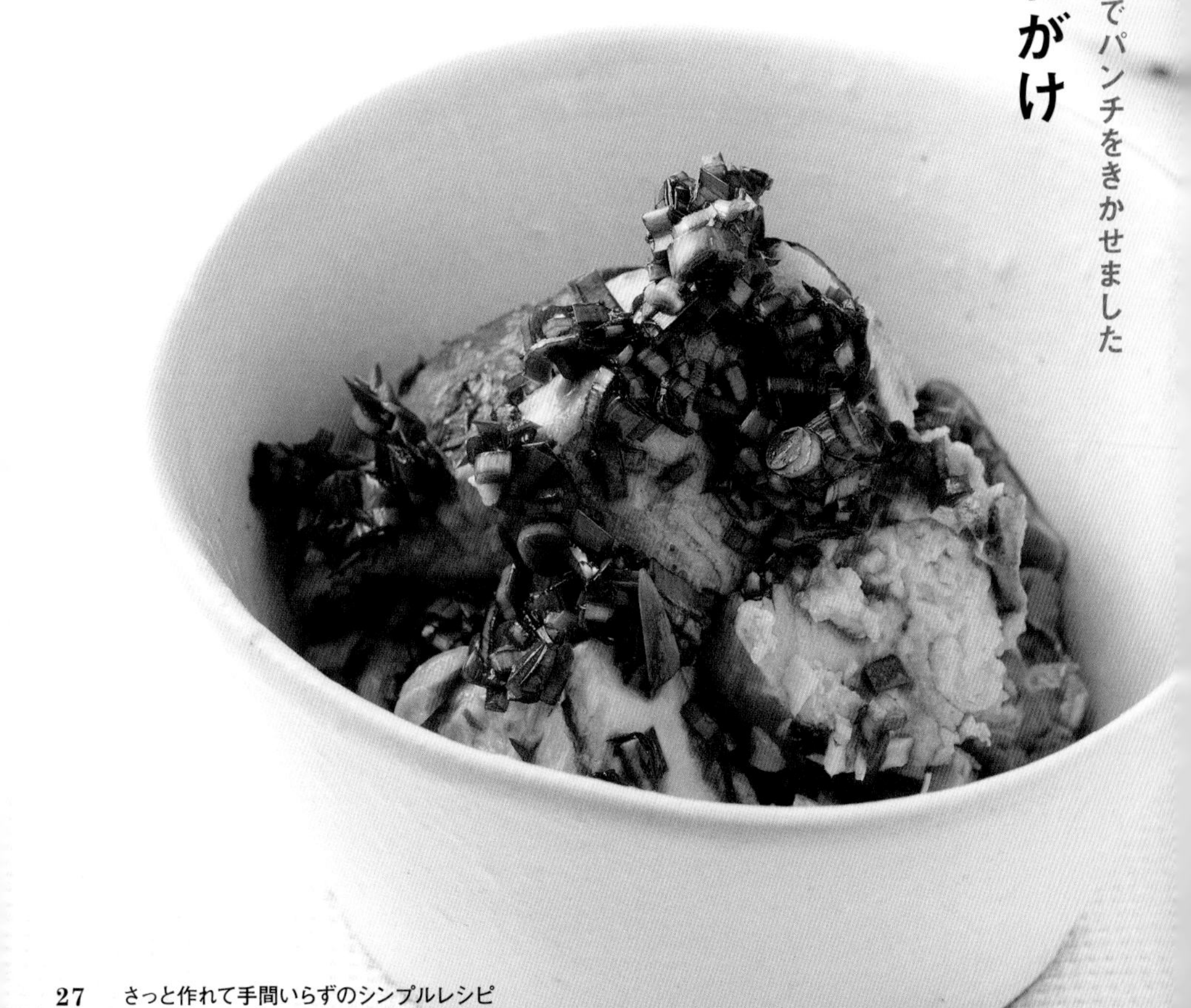

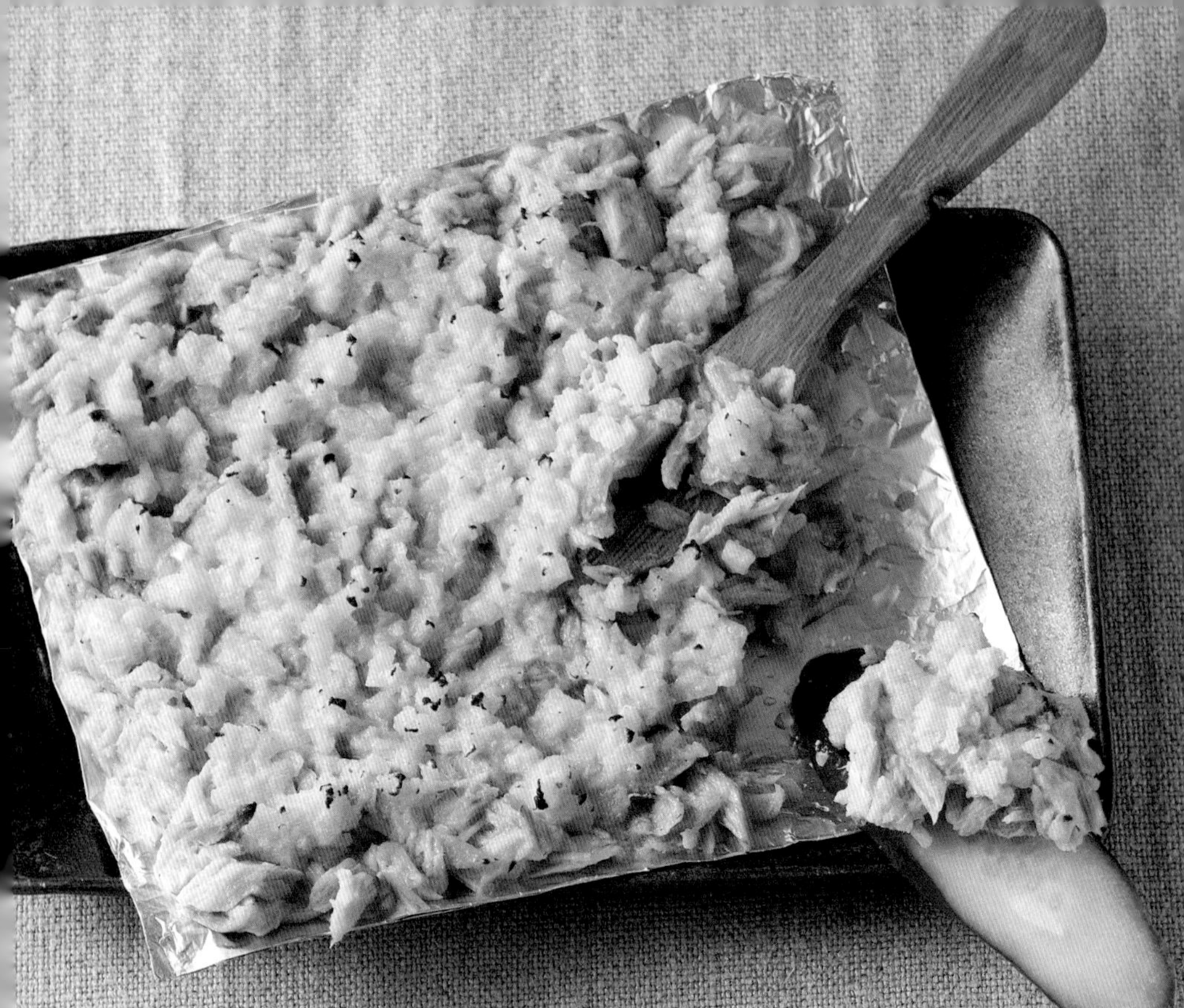

ツナ缶

ツナのからし焼き

練りがらしの風味をきかせて、ツナの味を引き締めます

材料 2人分

ツナ…2缶（160g）
玉ねぎ…¼個
A
　練りがらし…大さじ1
　酢…小さじ1
　みりん…小さじ½
　塩、こしょう…各少々

1 玉ねぎはみじん切りにする。ボウルにAをよく混ぜ、玉ねぎを混ぜる。

2 ツナは汁気をよくきってアルミホイルに広げ、**1**をのせる。

3 **2**をオーブントースターでこんがりするまで5〜6分焼く。きゅうりやパンの薄切り、クラッカーなどにのせて食べる。

DHA	0.09g
Ca	8mg
109kcal	塩分　1.0g

ツナ缶

ツナの薬味ぽん酢

香りの野菜と大根を添え、ぽん酢でさっぱりシンプルに

DHA	0.09g
Ca	16mg
105kcal	塩分 1.6g

材料 2人分

ツナ…2缶（160g）
みょうが…2個
青じそ…5枚
大根…適量
ぽん酢しょうゆ…適量
※写真の大根は赤いものを使用。ふつうの大根でもよい。

1 みょうがは小口切り、青じそは小さくちぎって混ぜる。大根は薄い輪切りにし、冷水にさらしてパリッとさせ、水気をよくきる。

2 ツナは汁気を軽くきって器に盛り、**1**を添えてぽん酢しょうゆをかける。

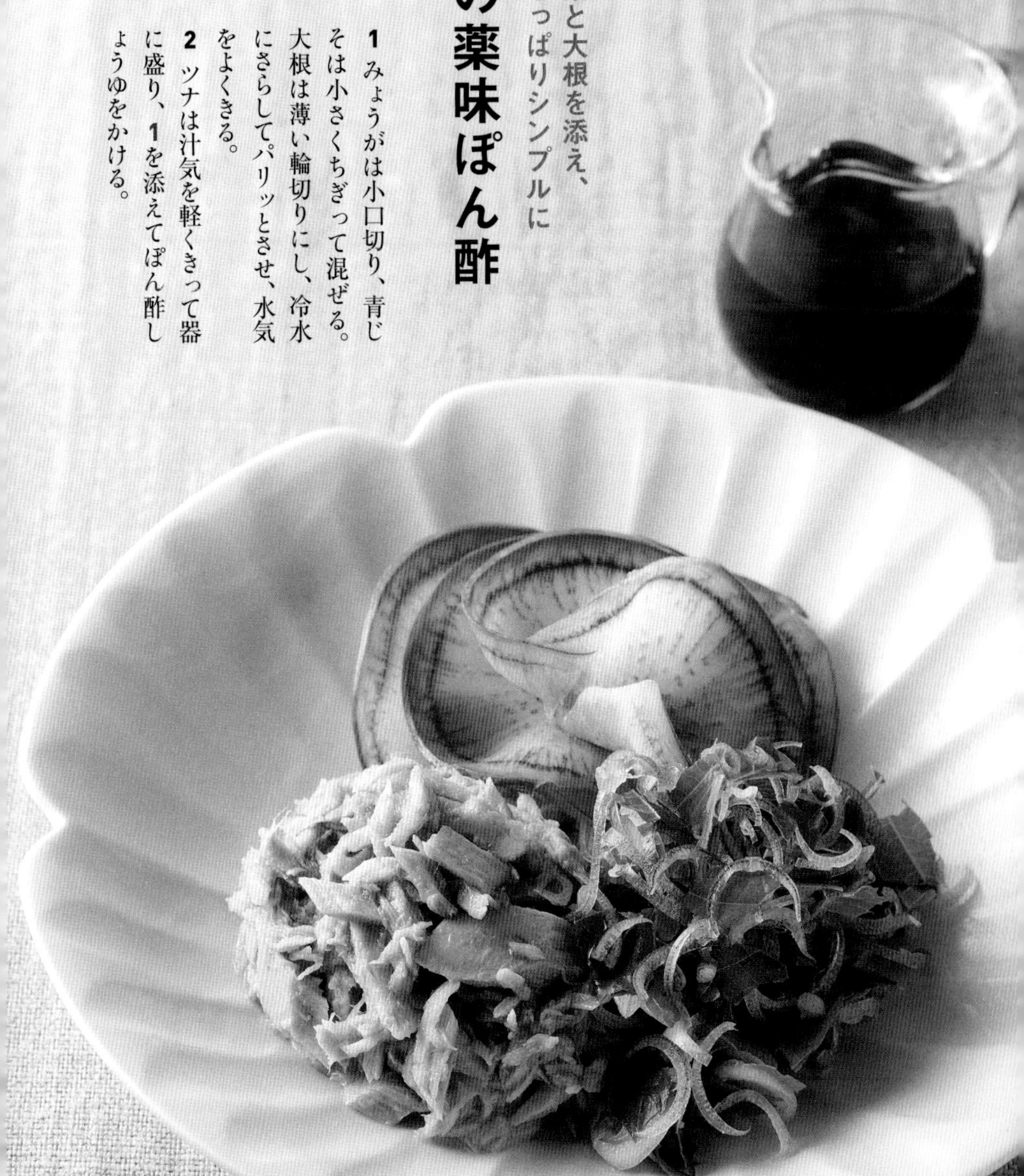

DHA	0.77g
Ca	77mg
146kcal	塩分　0.5g

オイル
サーディン

サーディンとグレープフルーツのこしょうあえ

フルーティな香りと酸味で、魚缶をおしゃれにアレンジ

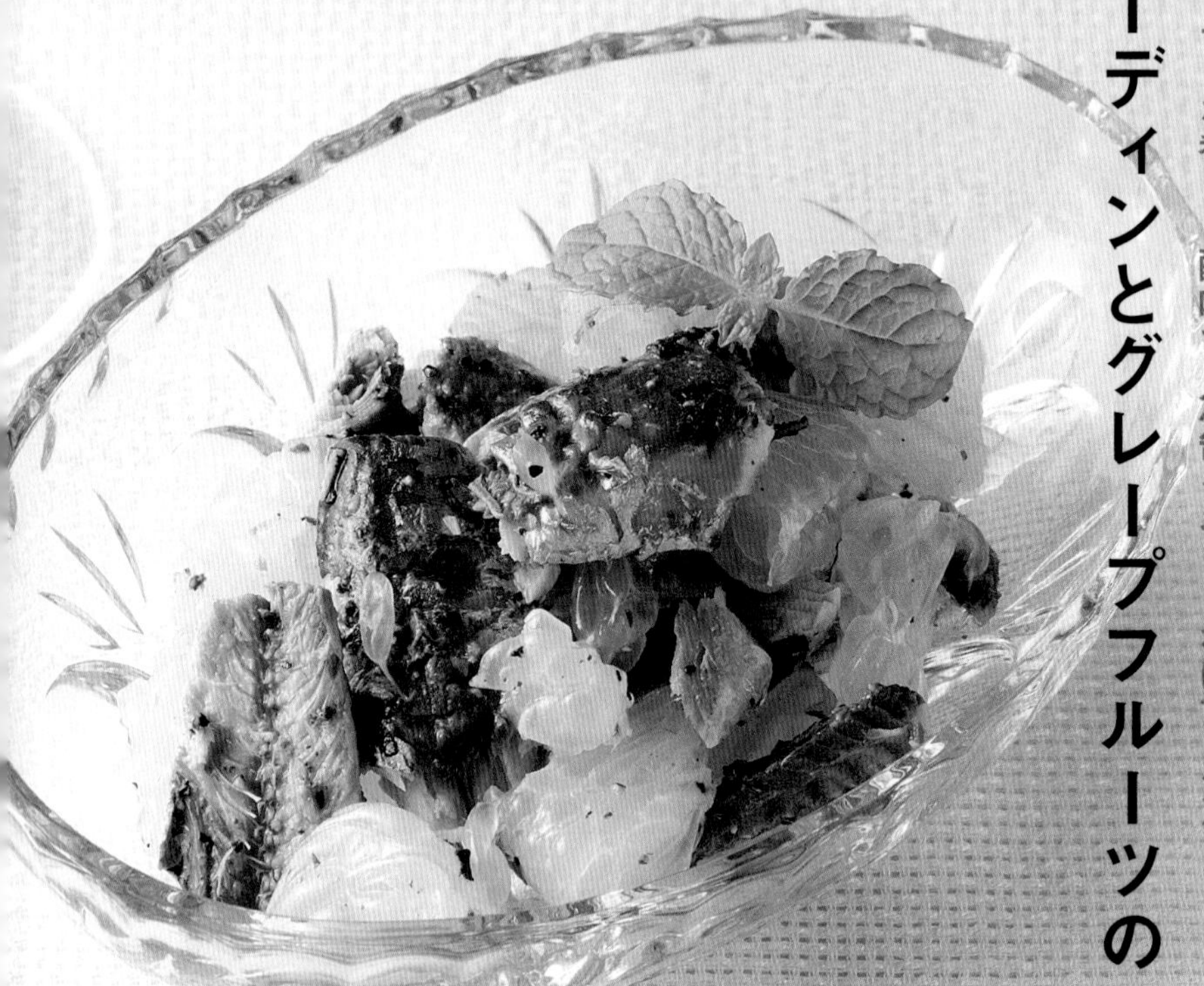

材料 2人分

サーディン…1缶(100g)
グレープフルーツ…½個
塩…少々
粗びき黒こしょう…少々

1 サーディンは油を軽くきってボウルに入れ、粗くほぐす。

2 グレープフルーツは薄皮をむいて粗くほぐし、サーディンと合わせて塩、こしょうを振り、さっくりあえる。あればミントを飾る。

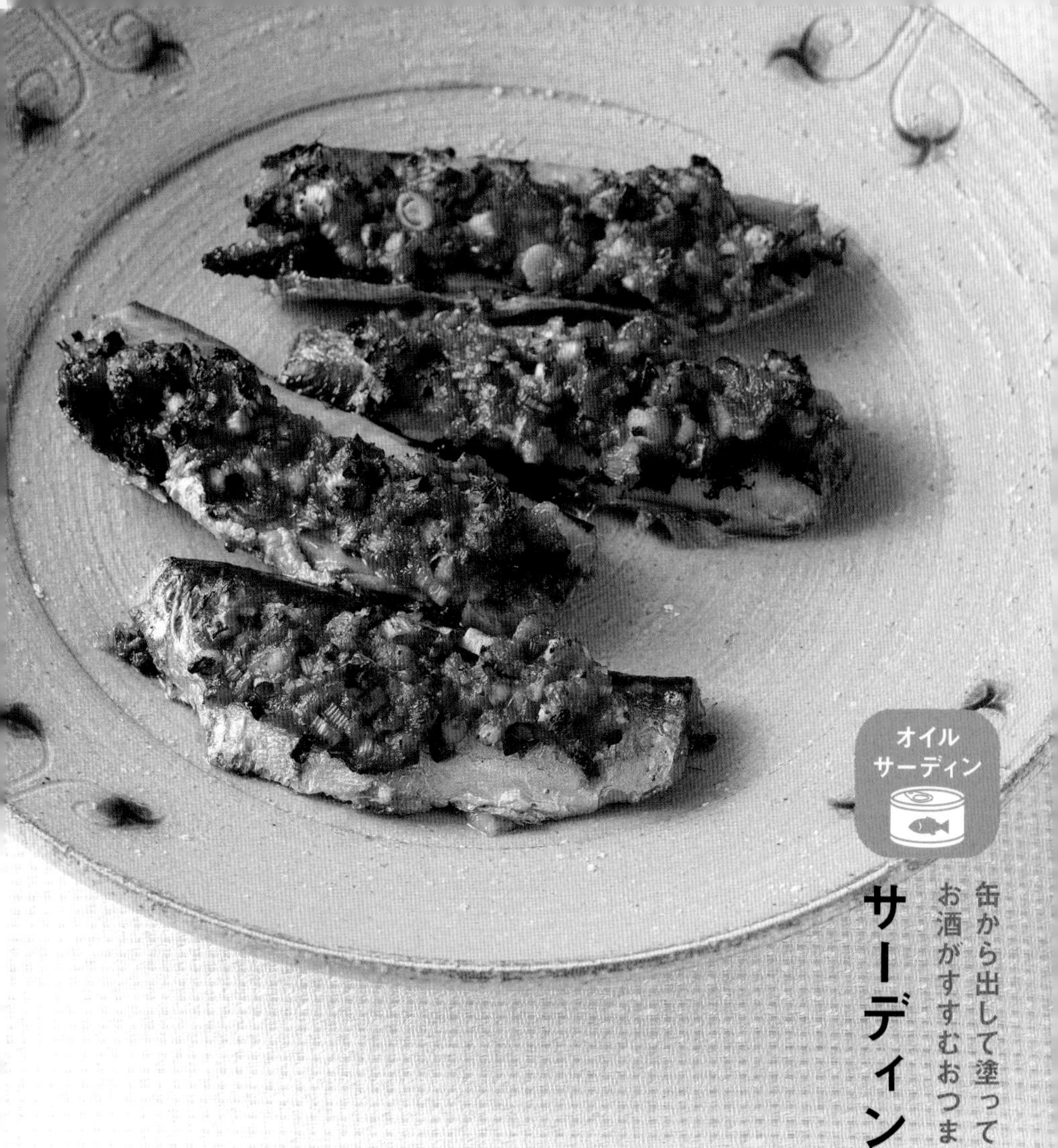

缶から出して塗って焼いて。
お酒がすすむおつまみのでき上がり

サーディンのねぎみそ焼き

DHA	0.77g
Ca	84mg
146kcal	塩分　1.5g

材料 2人分

サーディン…1缶(100g)

A
- 小ねぎ(小口切り)…大さじ2
- みそ…大さじ1

1 サーディンは油を軽くきって縦半分に割り、アルミホイルに並べる。

2 Aを混ぜて**1**に塗り、オーブントースターでこんがりするまで4〜5分焼く。

なるほど！魚缶

魚の缶詰はこうして作られる

この本にたくさん登場しているさばの水煮缶。マルハニチロの工場での製造方法を紹介しましょう。

原料に使うのは捕りたて新鮮なさば

マルハニチロ北日本の青森工場では、年間80万ケースのさば缶を製造しています。原料のさばは、おもに八戸や三陸各地で水揚げされたもの。捕れたての魚は工場にスピーディに運ばれ、どんどん缶詰になっていくのです。

到着したさばは、選別、水洗いを経て筒切りにされます。このとき取り除くのは、内臓、頭、ひれだけ。魚肉に皮と骨はついたままです。これが、魚缶の豊富なカルシウム源になります。

筒切りにしたさばを缶に詰めて塩水を加え、蓋をかぶせます。缶と蓋の縁を巻き締めながら空気を抜き、缶の中を真空にします。だから缶の中にはほとんど空気がなく、ＤＨＡが酸化しないのです。

加圧加熱でしっとり！骨はやわらか

真空にした缶は、釜に入れて加圧しながら熱を加え、中まで熱を通します。魚肉はしっとり、骨がやわらかく仕上がるのは、加圧加熱方法のおかげ。加熱により殺菌されるので、長期保存が可能になります。また、最近では、なるべく加熱を短時間にするなど、技術も進化しています。

加熱後は缶を冷却し、Ｘ線によって異物がないかどうかを最終的にチェック。さらに、開缶して味を確かめる官能検査を経て製品が完成します。

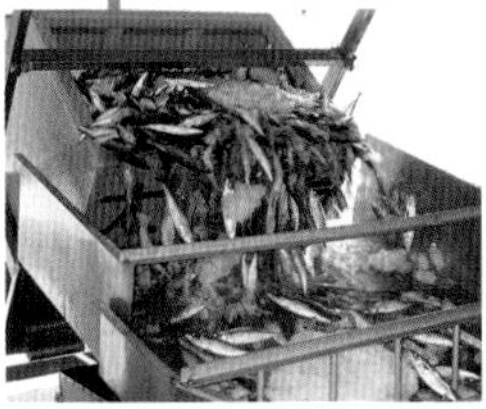

水揚げされたばかりの新鮮なさばが工場に到着。

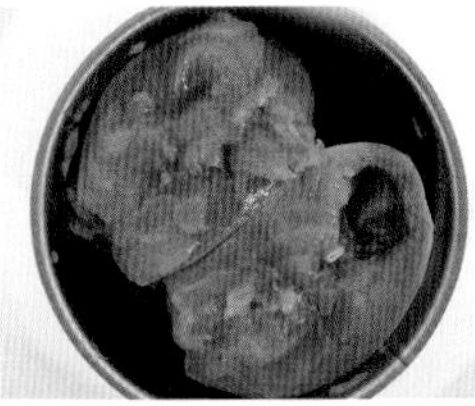

皮や骨はそのままに、筒切りのさばが缶に詰められる。

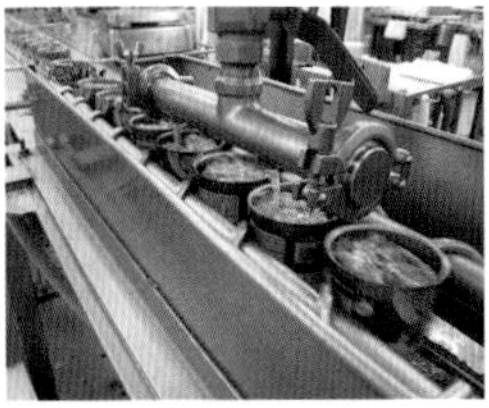

塩水が加えられる。缶詰は真空にして加圧加熱するので、添加物は一切必要ない。

いつもの野菜と組み合わせてデイリーレシピ

魚缶と野菜のコンビで、
体によい食べ合わせを考えた24品。
メインのおかず、スープや副菜など
バリエーション豊富なレシピです。

Part 2

さんま缶

さんまとトマトの甘辛炒め

さんまの形を残して、カリッと香ばしく仕上げるのがコツ

材料 2人分

さんま水煮…1缶（150g）
トマト…1個
片栗粉…適量
ごま油…大さじ½
砂糖…小さじ1
しょうゆ…大さじ½
小ねぎ（小口切り）…適量

a

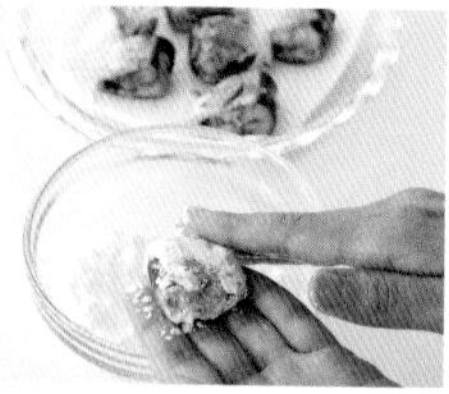

片栗粉をまぶして焼きつけると、表面がカリッとして身がくずれず、トマトと炒め合わせやすくなる。

1 さんまは汁気をよくきり、大きいものは縦半分に割る。トマトはひと口大に切る。

2 さんまに片栗粉をまぶし（写真a）、ごま油を熱したフライパンでこんがり焼きつける。トマトを加えて炒め合わせ、トマトの角がくずれはじめたら砂糖、しょうゆの順に加えてからめる。

3 器に盛り、小ねぎを散らす。

DHA	0.68g
Ca	84mg
164kcal	塩分 1.0g

白澤先生より ひと言

魚缶＋トマトで塩分排出とカルシウムの効率アップ

トマトは、カリウムとビタミンCが豊富です。カリウムは魚缶の塩分を排出する働きがあり、ビタミンCは魚缶のカルシウムの効率をアップするので（P74参照）、この食べ合わせは理にかなっているといえます。

また、トマトに含まれるリコピンには強い抗酸化作用があり、血管や皮膚の酸化（活性酸素による攻撃）を防ぎます。魚缶のDHAとの組み合わせは、老化予防にとてもよいコンビですね。

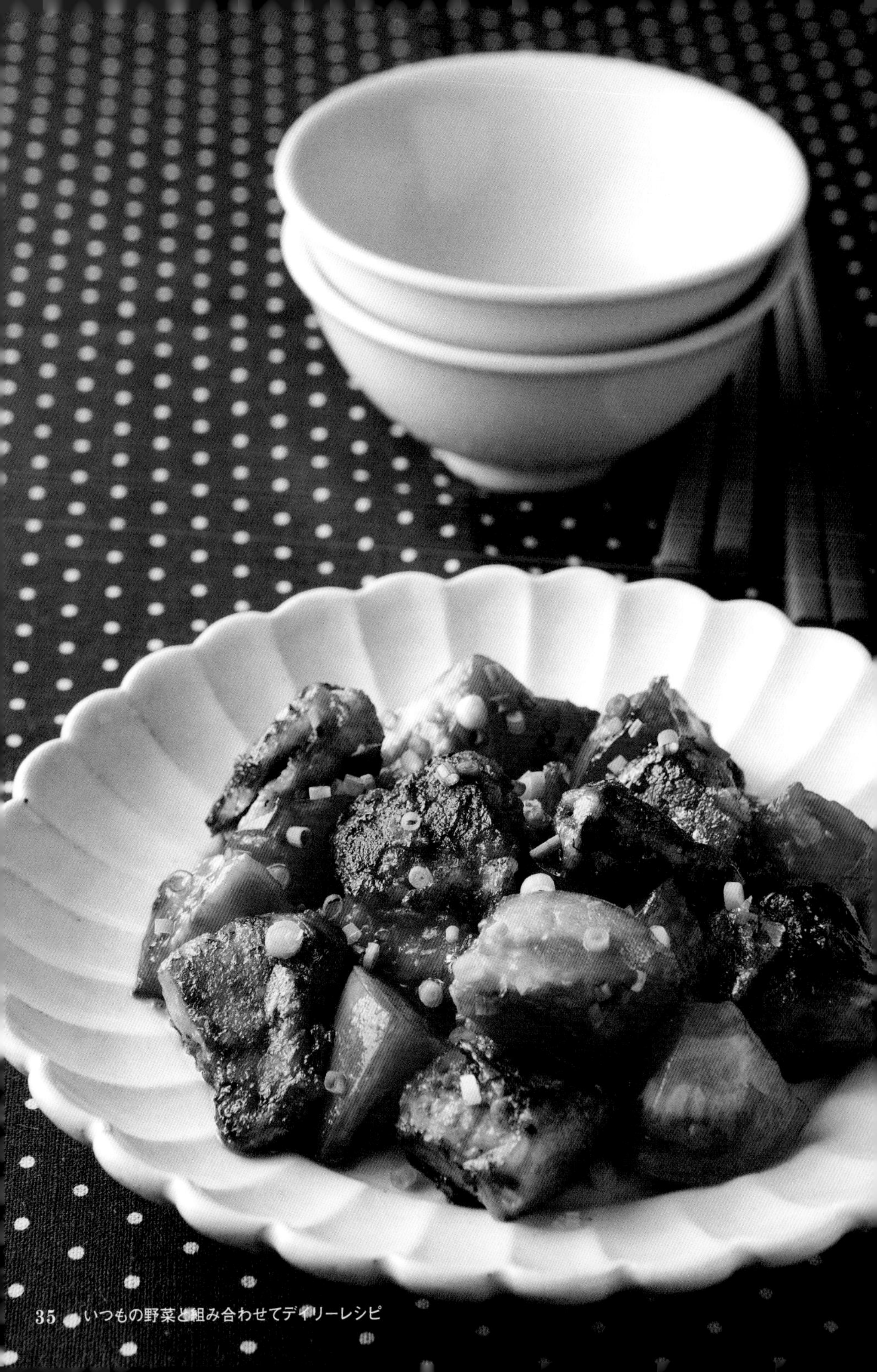

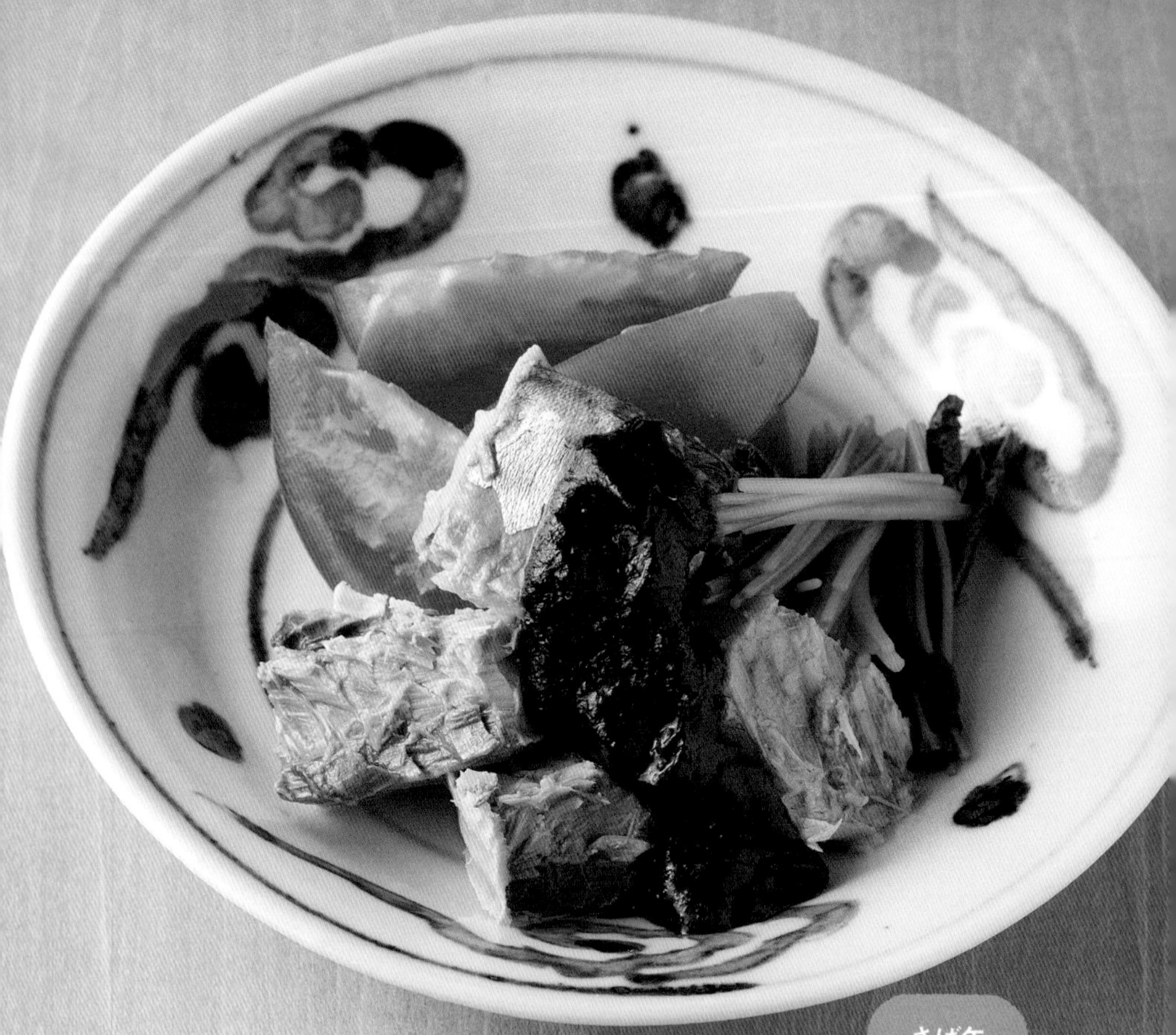

さば缶

さばとトマトの酢みそがけ

豆みそは青魚と相性よし。コクのある酢みそに仕上がります

DHA	1.82g
Ca	220mg
235kcal	塩分 2.7g

材料 2人分

さば水煮…1缶(200g)
トマト…1個
三つ葉…1束
A 八丁みそ…大さじ2
A 砂糖…大さじ2
A 酢…大さじ2

1 Aは合わせて混ぜておく。八丁みそはかたいので、すり鉢ですり混ぜるとよい。

2 さばは汁気をよくきり、粗く割る。トマトはひと口大に切る。三つ葉はさっとゆでて冷水にとり、しぼって4～5㎝長さに切る。

3 器に**2**を盛り合わせ、**1**の酢みそをかける。

オイル
サーディン

アジアの香りと辛みが
サーディンのうまみを引き立てます

サーディンとトマトのタイ風サラダ

材料 2人分

サーディン…1缶(100g)
トマト…小2個
玉ねぎ…¼個
香菜…6本
A
レモン汁…大さじ1
ナンプラー…大さじ½
砂糖…小さじ1
刻み唐辛子…少々
にんにく(みじん切り)…少々

1 サーディンは油を軽くきり、粗くほぐす。トマトは薄めのくし形切り、玉ねぎは薄切り、香菜は1㎝幅に切る。

2 ボウルにAを合わせ、**1**を加えてよく混ぜ、なじませる。

DHA	0.77g
Ca	78mg
153kcal	塩分 1.4g

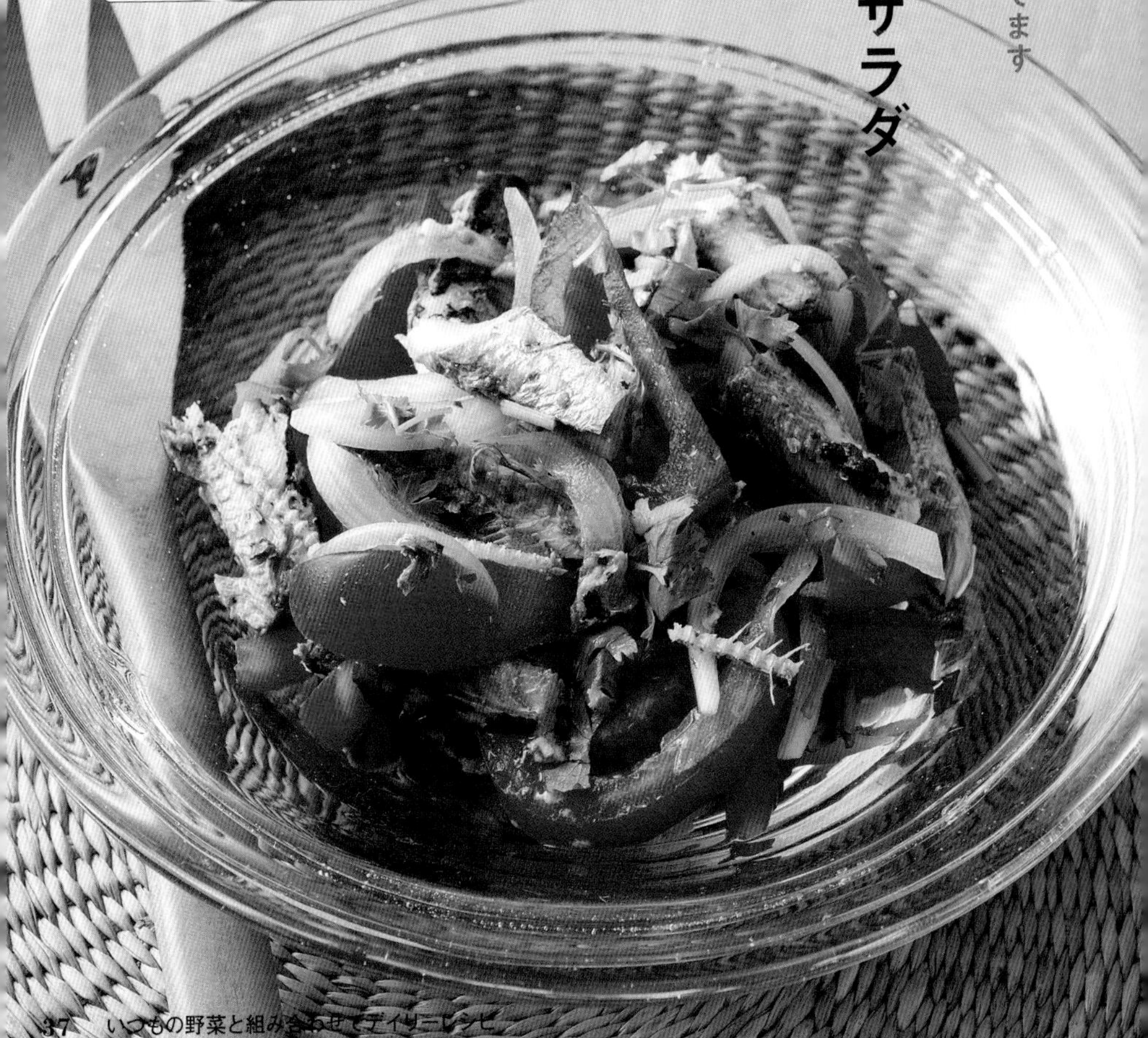

さけ缶

さけのうまみをなじませた練りみそ。おつまみにもどうぞ

にんじんのふろふき さけの酒粕みそ添え

DHA	0.16g
Ca	101mg
154kcal	塩分 2.3g

材料 2人分

さけ水煮…1缶（180g）
にんじん…小2本
昆布…5cm角1枚
A みそ…100g
　酒粕…20g
　砂糖…50g
　酒…大さじ1
青ゆず…適量

1 にんじんはよく洗い、皮をむかずに鍋に入れ、昆布、かぶるくらいの水を加え、やわらかくなるまで煮る。

2 小鍋にAを合わせ、さけの缶汁を加えて（写真a）弱火で練る。ぽってりしたらさけの身を加え、よく混ぜてなじませる。

3 器ににんじんを盛って**2**の練りみそを添え、青ゆずの皮をすりおろしてかけ、つけながら食べる。

a
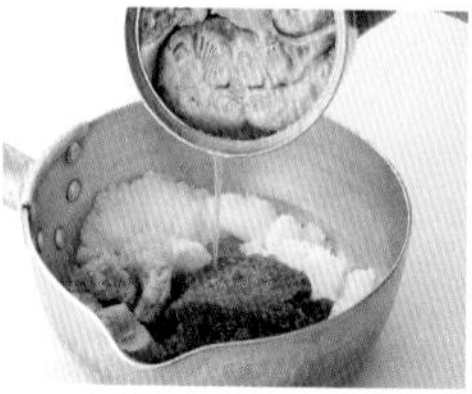
さけの缶汁にはうまみがたっぷり。生臭みもないので、だし代わりに活用できる。

白澤先生よりひと言

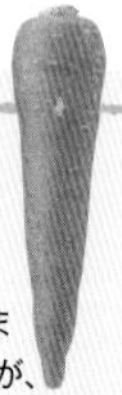

魚缶＋にんじんでがん予防をサポート

生魚とにんじんは、あんまり組み合わせないものですが、魚缶なら違和感なく食べられますね。このコンビ、なかなかよい食べ合わせですよ。

にんじんに豊富なβカロテンという成分は、体内でビタミンAと同じように働き、粘膜や目を守ります。また、強い抗酸化作用を持ち、免疫力をアップしてがんを予防します。魚缶のDHAと合わせて摂れば、協力し合って働きます。

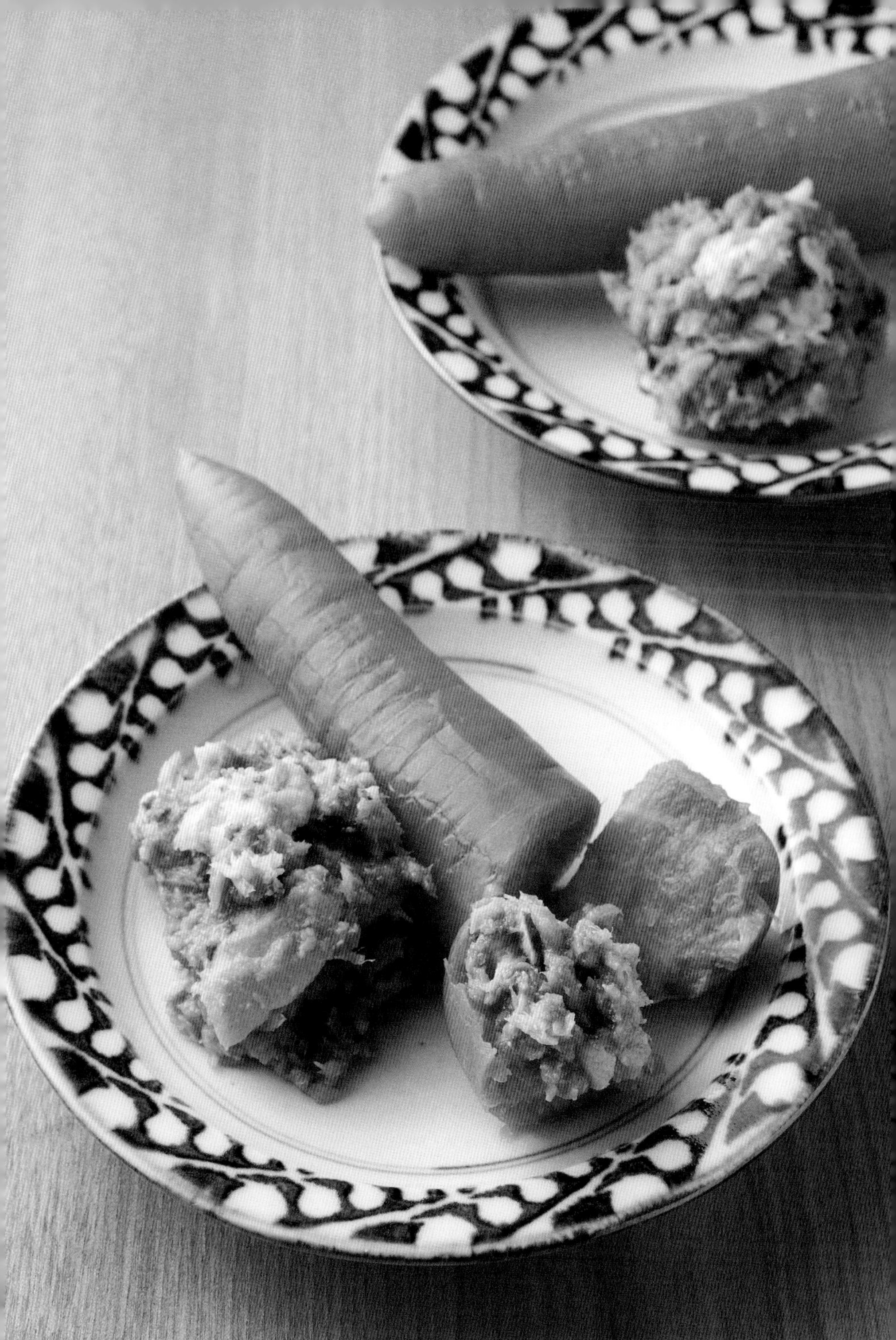

ツナ缶

缶汁の水分がとぶまでよく炒めると
ツナのうまみが凝縮されます

ツナとにんじんのチャンプルー

DHA	0.12g
Ca	59mg
260kcal	塩分 1.5g

材料 2人分

ツナ…2缶(160g)
にんじん…⅔本
玉ねぎ…¼個
さやいんげん…3本
卵…2個
オリーブ油…大さじ½
塩…少々

1 にんじんは縦半分にして斜め薄切り、玉ねぎは薄切りにする。さやいんげんはさっとゆで、斜め薄切りにする。

2 フライパンにオリーブ油を熱し、にんじん、玉ねぎをしんなりするまで炒め、強火にしてツナを缶汁ごと加え、汁気がとぶまで炒め合わせる。

3 卵を割りほぐして流し入れ、炒め合わせて塩で味を調える。最後にいんげんを加えて混ぜる。

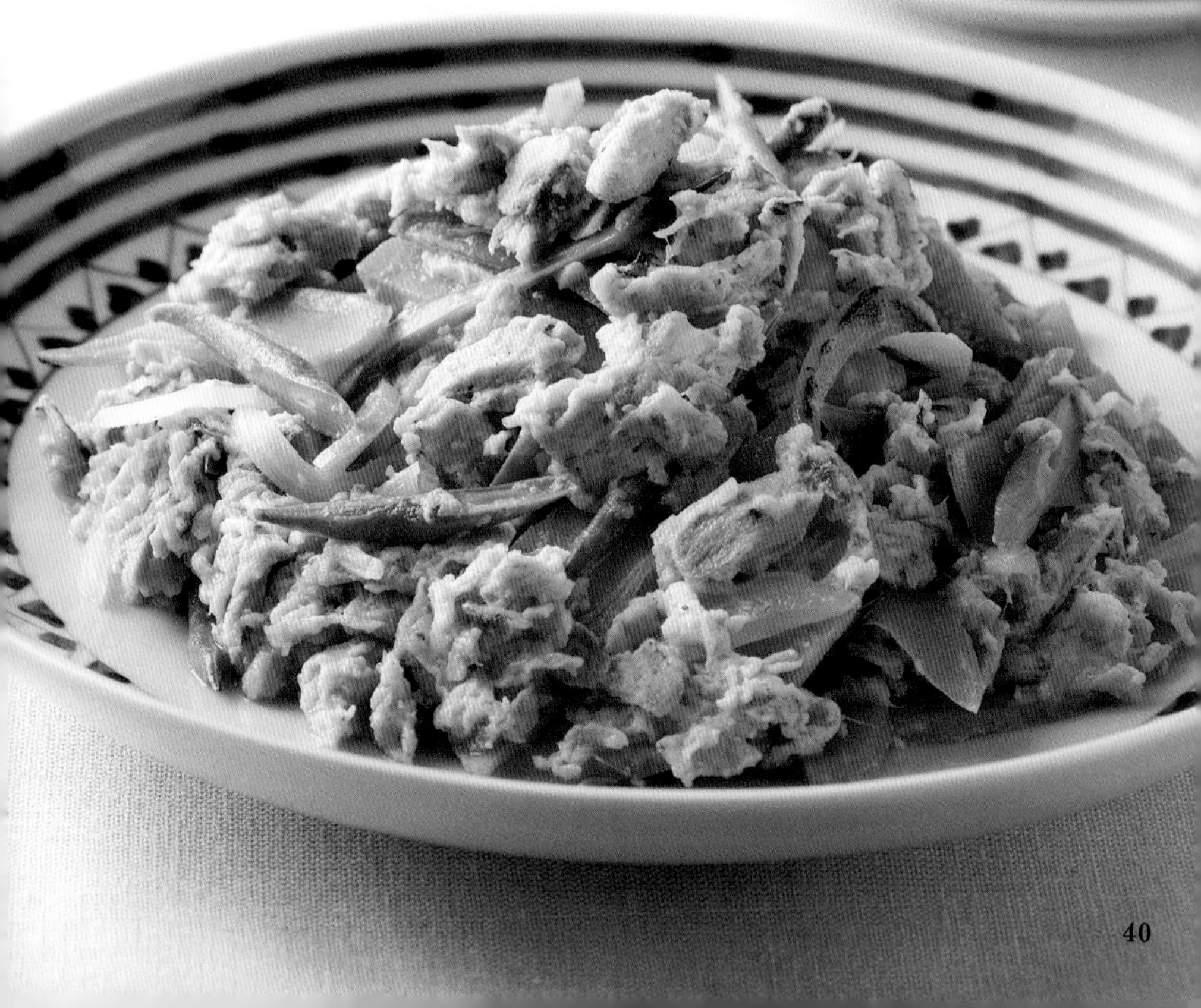

さば缶

さばとにんじんのヨーグルトサラダ

水きりヨーグルトのおかげで、コクがあるのにさっぱり！

DHA	1.82g
Ca	263mg
297kcal	塩分　0.9g

材料 2人分

さば水煮…1缶(200g)
にんじん…1本
プレーンヨーグルト…½カップ
オリーブ油…大さじ1
塩…少々
A
- レモン汁…大さじ3
- タイム…少々
- こしょう…少々
- おろしにんにく…少々

1 ヨーグルトはペーパータオルを敷いたざるに入れ、20～30分おいて水きりする。

2 にんじんはせん切り用スライサーでせん切りにし、オリーブ油を熱したフライパンでよく炒め、塩で軽く味をつけて冷ます。

※スライサーで切るとしんなりしやすく、味がなじみやすい。

3 さばは缶汁をよくきって粗くほぐし、**1**、**2**と合わせて混ぜ、Aで味を調える。器に盛り、あれば生のタイムを飾る。

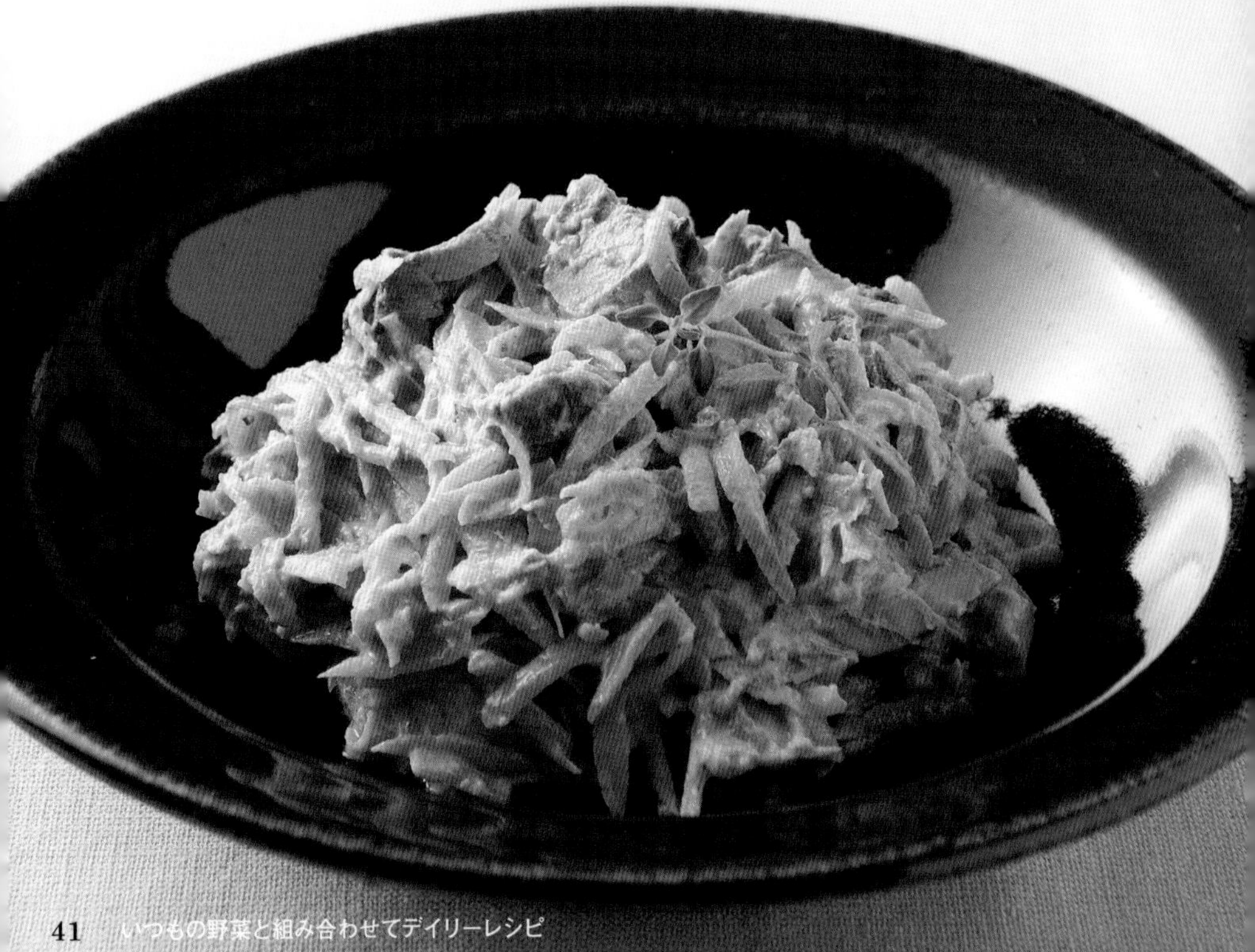

さんま缶

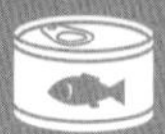

さんまとキャベツのみそ炒め

こってり中華風のみそ味にすれば、さんまも食べごたえ十分に

DHA	1.13g
Ca	184mg
250kcal	塩分 1.5g

材料 2人分

さんま水煮…1缶（150g）
キャベツ…¼個
にんにく…½片
オリーブ油…大さじ½

A
- 甜麺醤…大さじ2
- しょうゆ…大さじ½
- 豆板醤…小さじ½

a

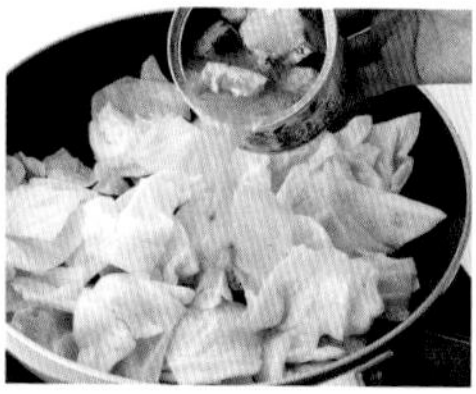

さんまの缶汁を加えたら汁気がとぶまで炒め、うまみをギュッと煮詰めるのがコツ。

1 キャベツはひと口大のざく切り、にんにくはたたきつぶす。Aは混ぜておく。

2 フライパンにオリーブ油とにんにくを入れて中火にかけ、香りが立ったらキャベツを入れて炒め、さんまの缶汁を加えて（写真a）さらに炒める。

3 汁気がとんでキャベツがしんなりしたら、さんま、Aを加え、手早く炒め合わせる。

白澤先生
より
ひと言

魚缶＋キャベツで骨と肌の若さをキープ

　キャベツは、ビタミンCがとても豊富な野菜ですね。ビタミンCには、魚缶に含まれるカルシウムの吸収を助ける働きがあり、骨の老化予防によい食べ合わせです。

　また、ビタミンCはコラーゲンを合成するのに不可欠な栄養素でもあります。コラーゲンは細胞と細胞の間をつなぐ成分で、粘膜や皮膚の弾力性を保ちます。そして、魚缶のたんぱく質は皮膚を再生する原料になります。このコンビで、若々しい肌を守りましょう。

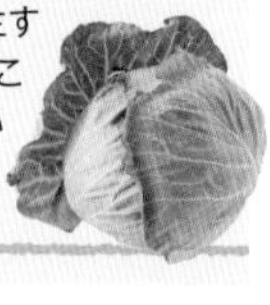

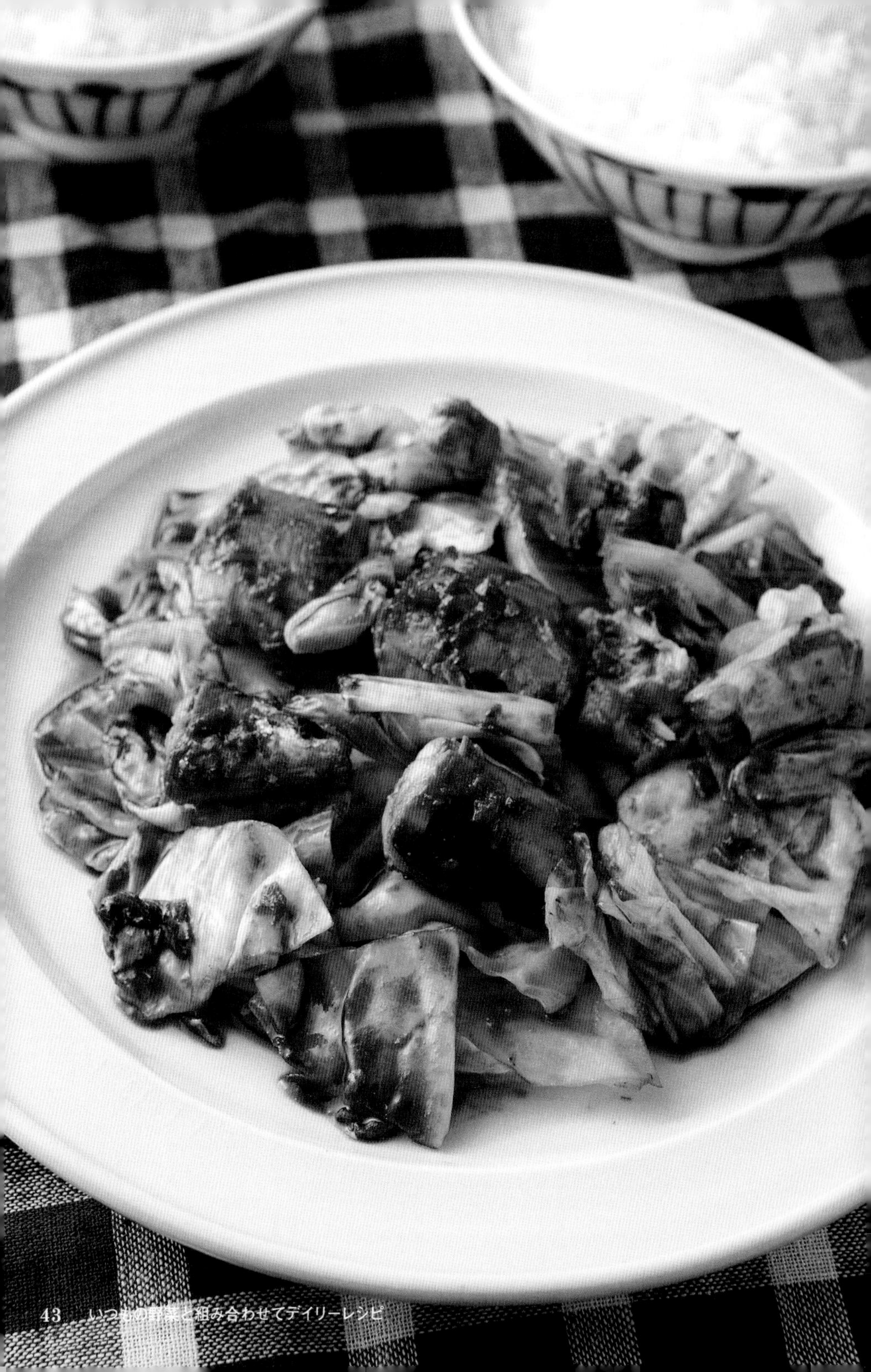

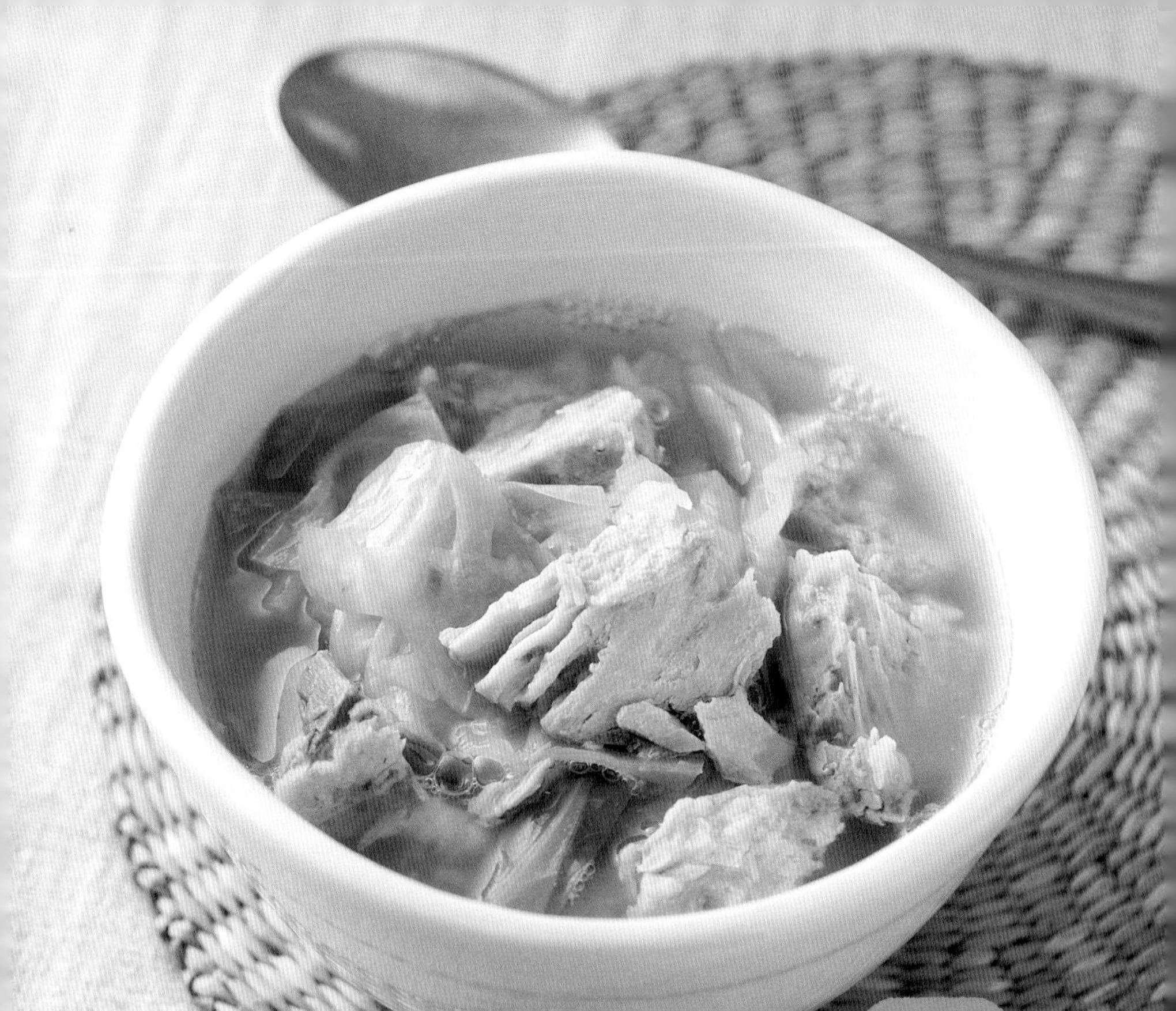

さけ缶

こしょうの風味で、さけとキャベツの持ち味を引き締めて

さけとキャベツの白こしょうスープ

材料 2人分

さけ水煮…1缶(180g)
キャベツ…¼個
A 固形チキンスープ…½個
A ローリエ…½枚
塩、こしょう…各少々

1 キャベツはひと口大のざく切りにして鍋に入れ、さけを缶汁ごと加える。

2 湯1.5カップ、Aを加えて中火にかけ、煮立ったら弱火にしてキャベツがやわらかくなるまで12~13分煮る。

3 塩で味を調えて器に盛り、こしょうをたっぷり振る。

DHA	0.49g
Ca	223mg
162kcal	塩分 1.5g

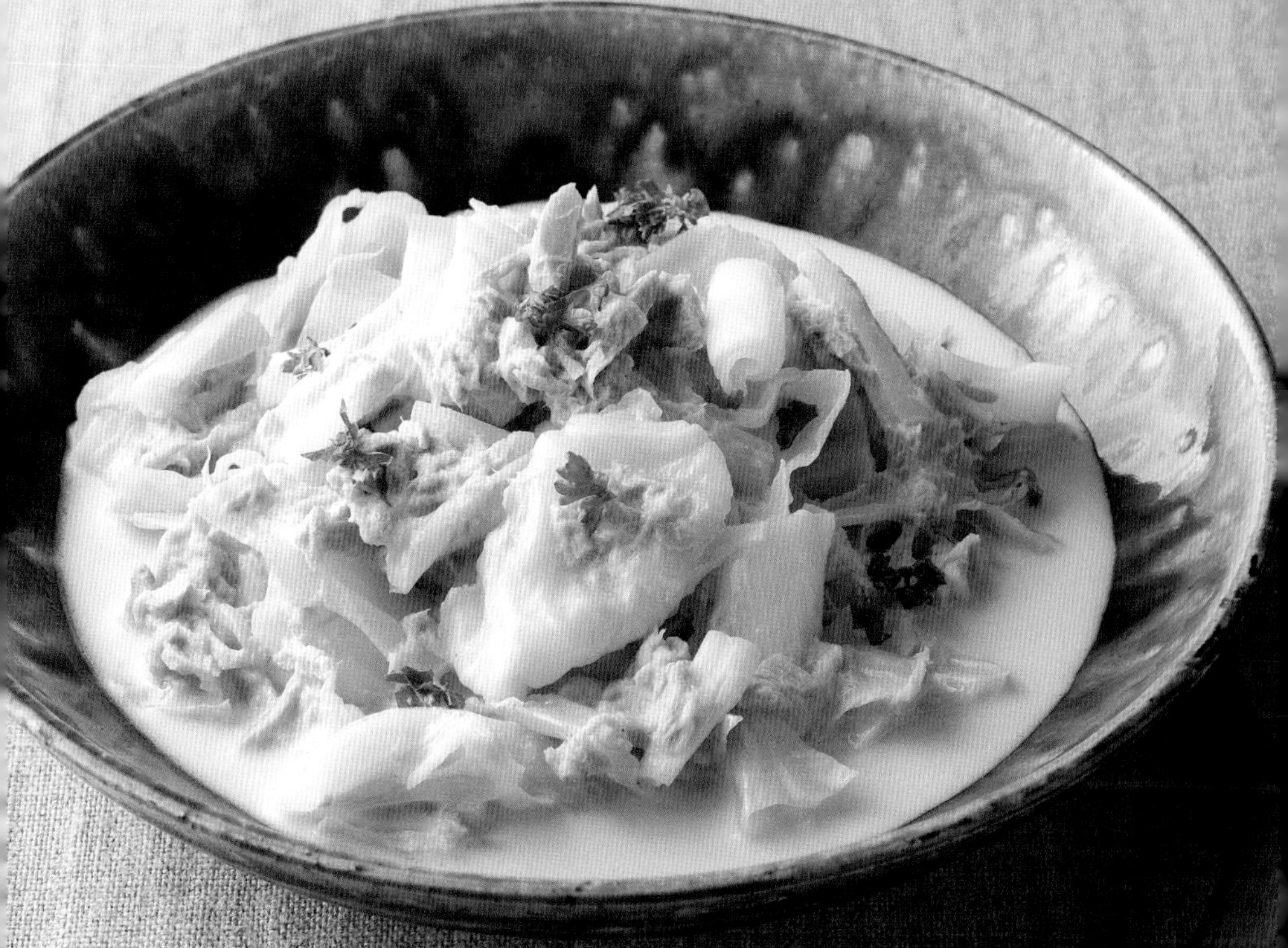

ツナ缶

ツナとマヨネーズのうまみで、キャベツがたっぷり食べられます

ツナとキャベツのマヨネーズ煮

DHA	0.12g
Ca	69mg
292kcal	塩分　1.4g

材料 2人分

ツナ…2缶(160g)
キャベツ…1/4個
長ねぎ…1/2本
A ローリエ…1/2枚
　白ワイン…大さじ2
マヨネーズ…大さじ3
塩、こしょう…各少々
パセリ…適量

1 キャベツはひと口大のざく切り、長ねぎは縦半分にして2cm幅に切る。

2 **1**を鍋に入れ、A、ツナを缶汁ごと加えて中火にかけ、煮立ったら湯1/2カップを加え、もう一度煮立ったら弱火にして7〜8分煮る。

3 キャベツがくったりしたらマヨネーズを加えて混ぜ、火を止めて塩、こしょうで味を調える。器に盛って刻みパセリを散らす。

さけ缶

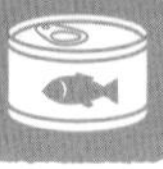

さけと玉ねぎの粒マスタードサラダ

ゆでた玉ねぎが甘く、歯ざわりよし。さけのやさしい味によく合います

材料 2人分

さけ水煮…1缶（180g）
玉ねぎ…½個
A
- サワークリーム…大さじ3
- 粒マスタード…大さじ2
- レモン汁…小さじ1
- 塩、砂糖…各少々

グリーンカール…適量

a
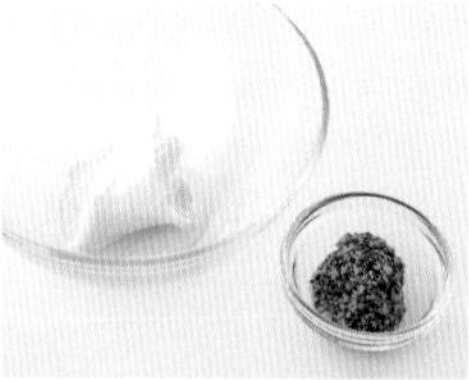

サワークリームは生クリームを発酵させて酸味を出したもの。粒マスタードと合わせ、濃厚な仕上がりに。

1 さけは汁気をよくきり、粗くほぐす。

2 玉ねぎは1cm幅のくし形切りにし、煮立てた湯でゆで、透き通ってきたら冷水にとり、ざるに上げて水けをよくきる。

3 ボウルにAを混ぜ（写真a）、**1**、**2**を加えてあえる。器にグリーンカールを敷いて盛る。

DHA	0.40g
Ca	165mg
150kcal	塩分　1.2g

白澤先生
より
ひと言

魚缶＋玉ねぎで血液をサラサラに保つ

玉ねぎを切ると涙が出るのは、ツンとしたにおいのもと、硫化アリルのせいです。この成分は、血栓を予防すると同時に、血栓を溶かしやすくします。サラダなどで生食すると、硫化アリルを効率よく摂れますよ。さらに、玉ねぎにはケルセチンという成分が含まれています。これも動脈硬化や血栓の予防に働きます。

DHAにも血液サラサラ効果があるので、コンビで食べると強力ですね。

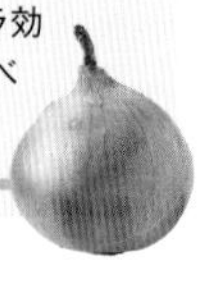

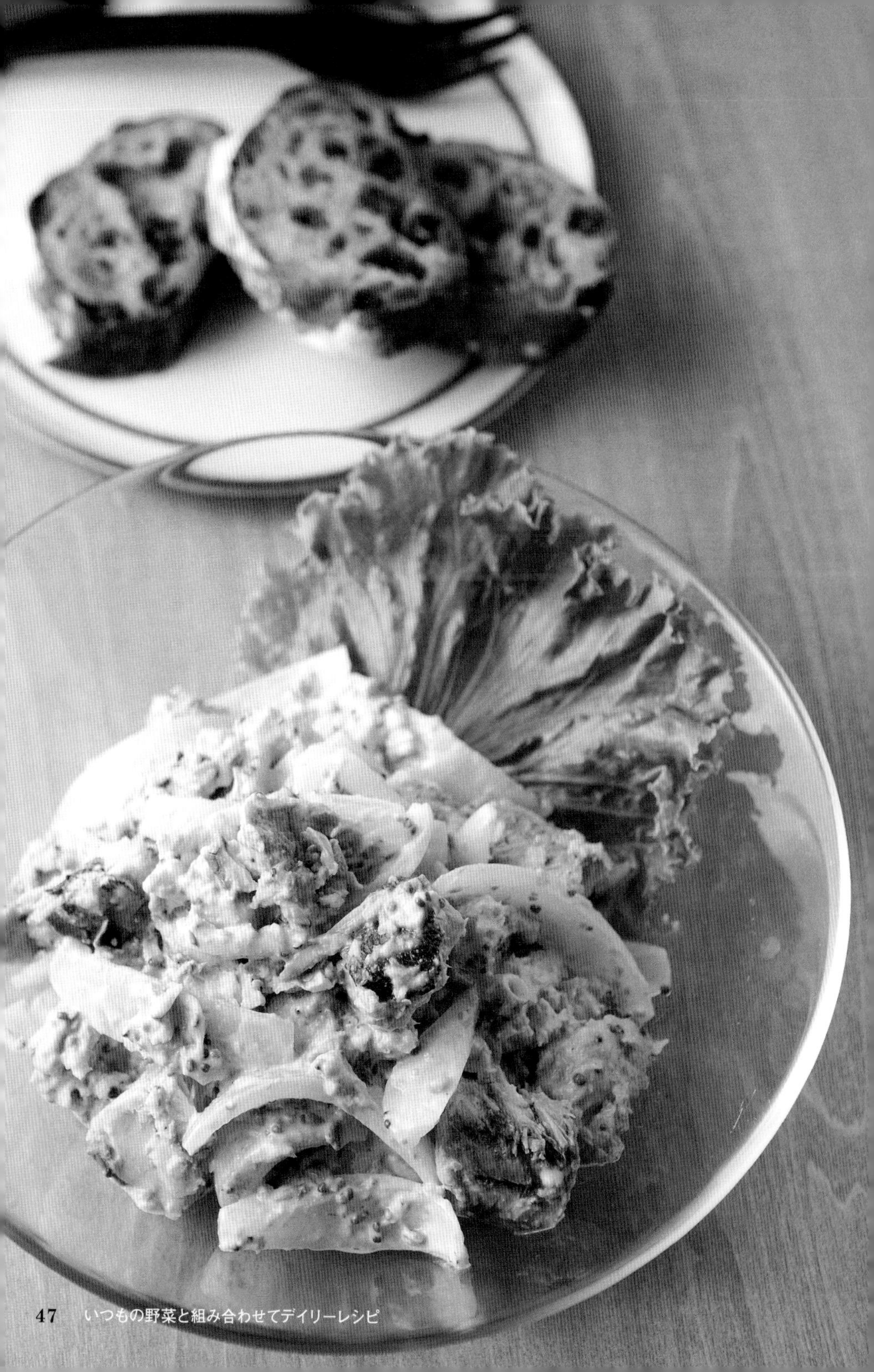

オイルサーディン

いわしのうまみが濃いから、ケチャップだけで味が決まります

サーディンと玉ねぎのケチャップ炒め

DHA	0.77g
Ca	93mg
210kcal	塩分 1.0g

材料 2人分

サーディン…1缶(100g)
玉ねぎ…1個
グリーンアスパラガス…3本
オリーブ油…大さじ½
塩、こしょう…各少々
トマトケチャップ…大さじ2

1 サーディンは油を軽くきり、ひと口大に割る。玉ねぎは薄めのくし形切り、アスパラガスはゆでて4～5cm長さに切る。

2 フライパンにオリーブ油を熱し、玉ねぎを透き通るまで炒め、サーディンを加えて軽く炒め合わせ、塩、こしょうを振り、ケチャップをからめる。

3 器に盛り、アスパラガスをのせる。

※お好みでタバスコを振ってもおいしい。

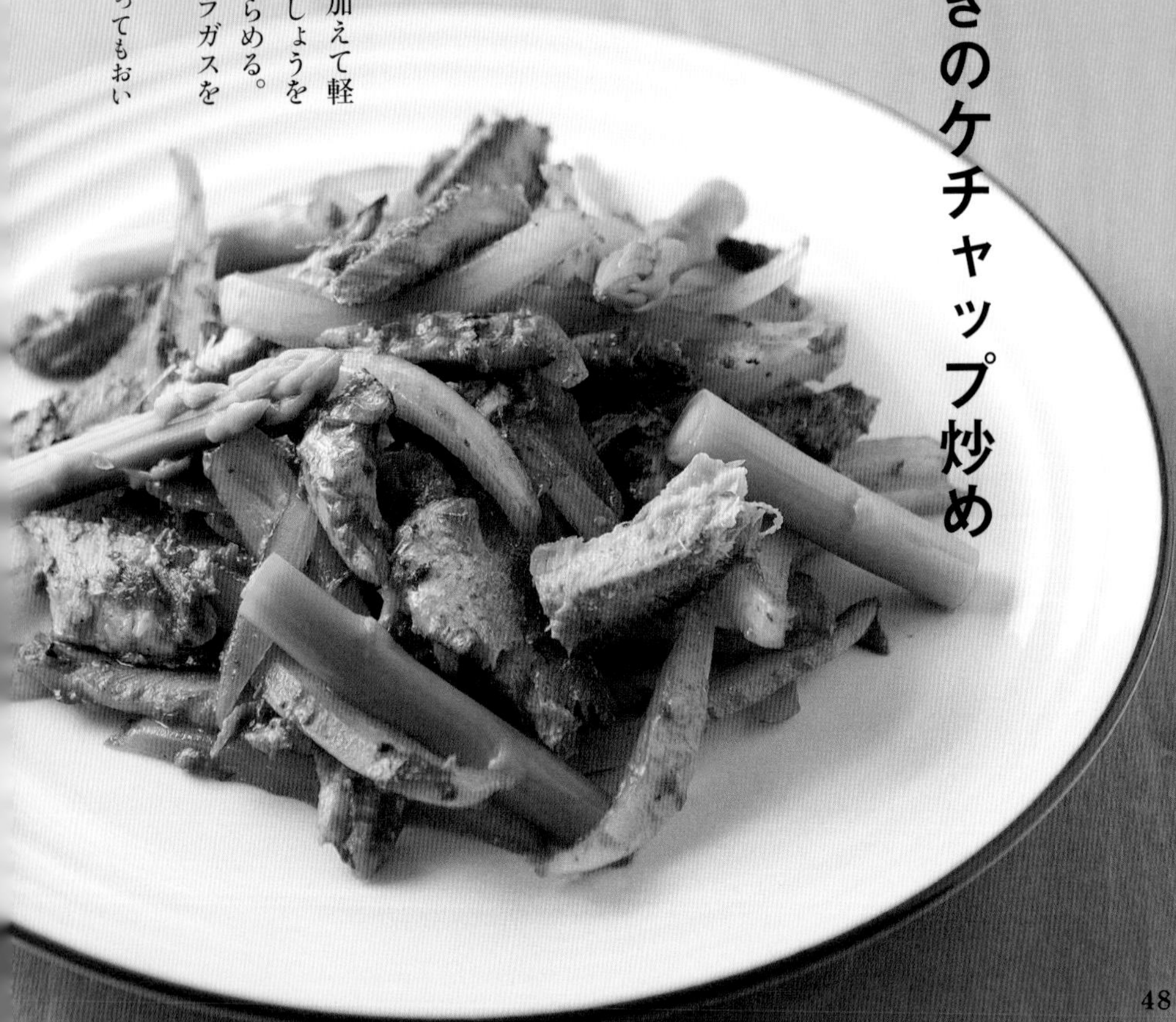

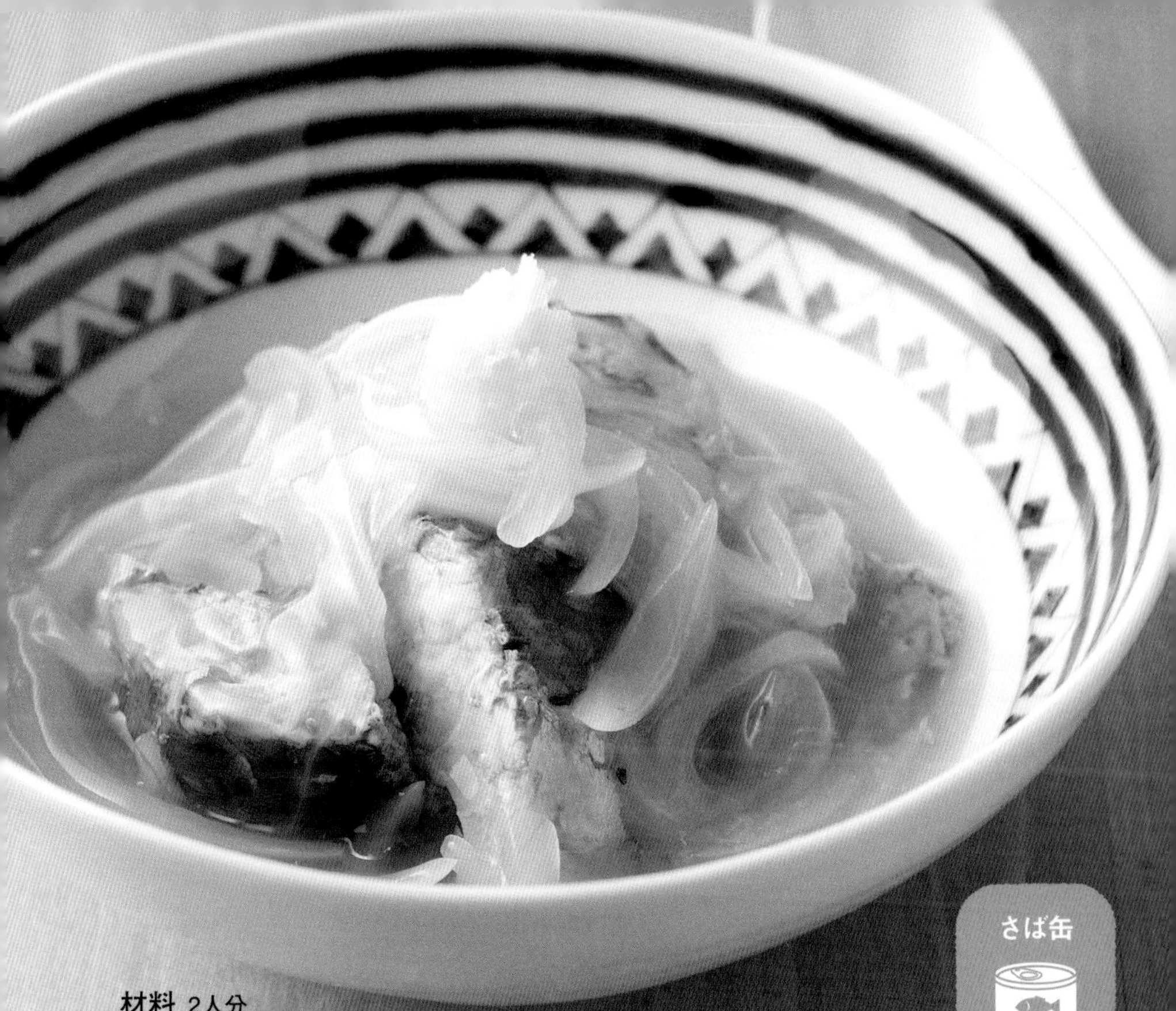

さば缶

さばの玉ねぎあんかけ

さばの缶汁がだし代わり。
くせのない、おいしい煮汁になります

材料 2人分

さば水煮…1缶（200g）
玉ねぎ…½個
A
- みりん…小さじ1
- しょうゆ…小さじ½
- 塩…少々

片栗粉…大さじ½
おろししょうが…適量

DHA	2.60g
Ca	270mg
295kcal	塩分 1.4g

1 さばは身と缶汁に分け、身は粗くほぐして器に盛る。缶汁は湯を足して½カップにし、小鍋に入れる。

2 玉ねぎは3～4㎜幅に切り、**1**の小鍋に加えて煮立て、弱火にして5～6分煮る。

3 玉ねぎがくったりしたらAで味を調え、片栗粉を倍量の水で溶いて加え、かき混ぜて煮立ててとろみをつける。

4 盛りつけたさばに**3**のあんをかけ、おろししょうがを添える。

さけ缶

さけとじゃがいもの韓国風煮込み

魚のうまみが豊かだから、シンプルな調味料でOK

DHA	0.40g
Ca	147mg
226kcal	塩分　1.1g

材料 2人分

さけ水煮…1缶（180g）
じゃがいも…小2個
長ねぎ…10㎝
しょうが…1片
にら…5本
A　コチュジャン…大さじ1
　　しょうゆ…小さじ1

1 じゃがいもは1個ずつラップに包み、電子レンジ（600W）で6分加熱し、あら熱をとって皮ごと半分に割る。
※水からゆでてもよい。

2 長ねぎは粗みじん切り、しょうがはみじん切り、にらは小口切りにする。

3 鍋にさけを缶汁ごと入れて身を大きく割り、湯1カップと半分、じゃがいも、長ねぎ、しょうがを加え、中火にかけて煮立てる。

4 Aを加え（写真a）、ときどきかき混ぜながら中火で7〜8分煮て、味をなじませる。最後ににらを加え、ひと煮して器に盛る。

a
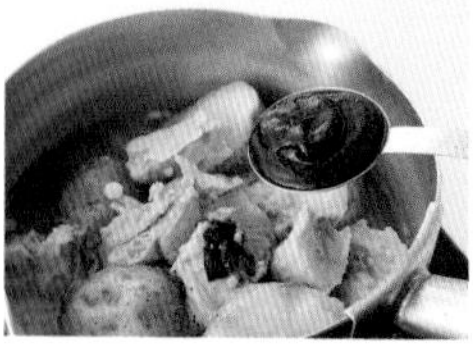

淡泊なさけにコチュジャンの辛みと甘みをプラス。塩分の多いコチュジャンもあるので、味をみて加減する。

白澤先生よりひと言

魚缶＋じゃがいもでカルシウムと鉄分の効率よし

じゃがいもは、意外にもビタミンCが豊富なのをご存じですか。しかも、調理しても壊れにくい特徴があります。ゆでるときは、皮つきのまま丸ごとか、大きく切ると損失が少なくてすみます。

ビタミンCは、魚缶のカルシウムの効率をよくし、鉄分の吸収もアップします。鉄分は、血液を作る大事なミネラルで魚缶にも含まれているので、じゃがいもと食べれば、効率よく摂れますね。

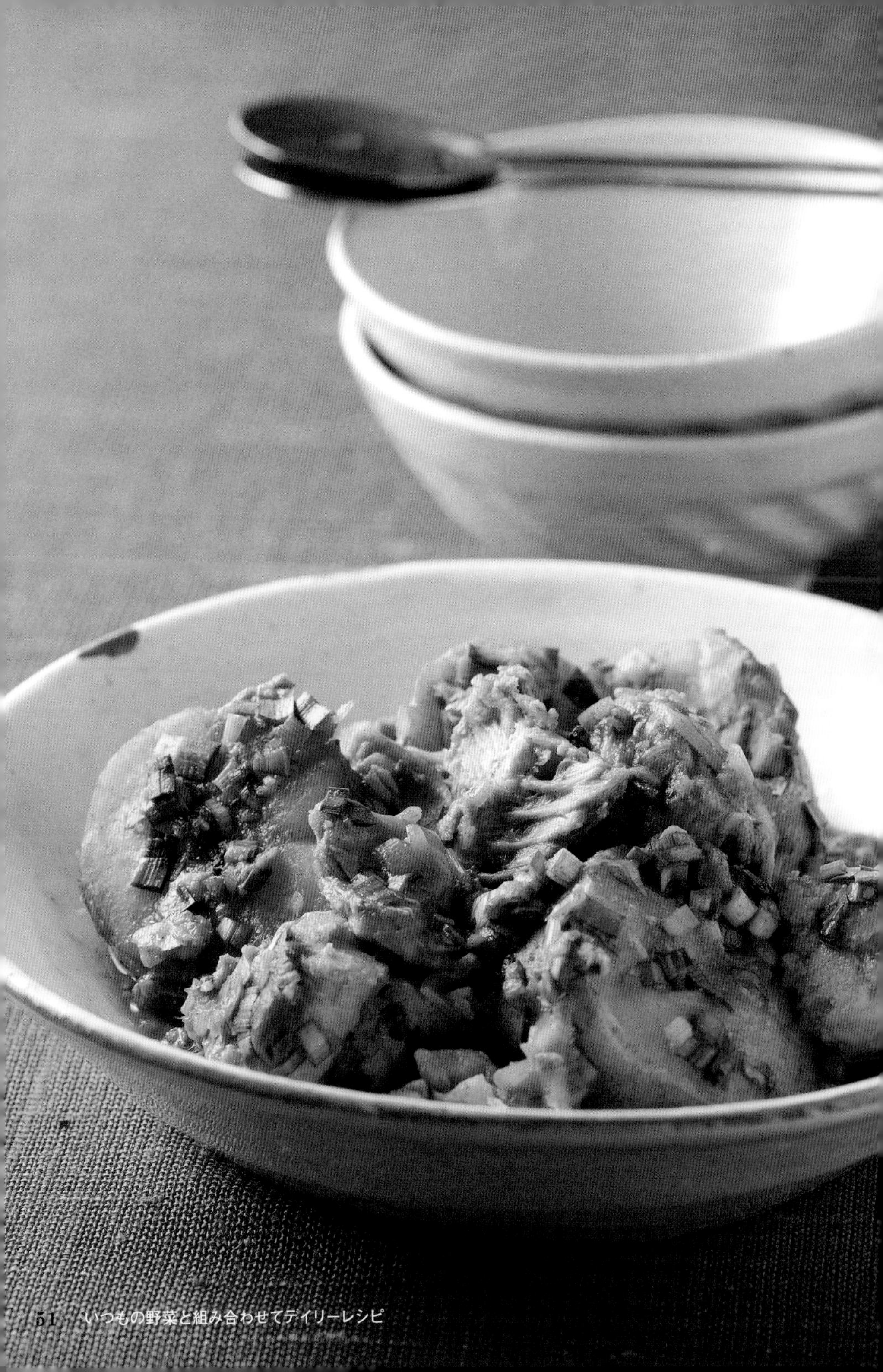

ツナ缶

ツナとザーサイの風味を、シャキシャキじゃがいもにからめて

ツナとじゃがいものザーサイ炒め

DHA	0.06g
Ca	11mg
146kcal	塩分　1.3g

材料 2人分

ツナ…1缶(80g)
じゃがいも…1個
ザーサイ(味つけ)…20g
オリーブ油…大さじ½
塩、こしょう…各少々

1 じゃがいもは細切りにし、たっぷりの水に入れてすすぐ。水がにごらなくなるまで水を替えてすすぎ、水気をよくきる。

2 ザーサイは細切りにする。

3 フライパンにオリーブ油を熱し、じゃがいもを透き通った感じになるまで炒め、ザーサイ、ツナを缶汁ごと加え、炒め合わせる。

4 汁気がなくなったら塩、こしょうで味を調える。

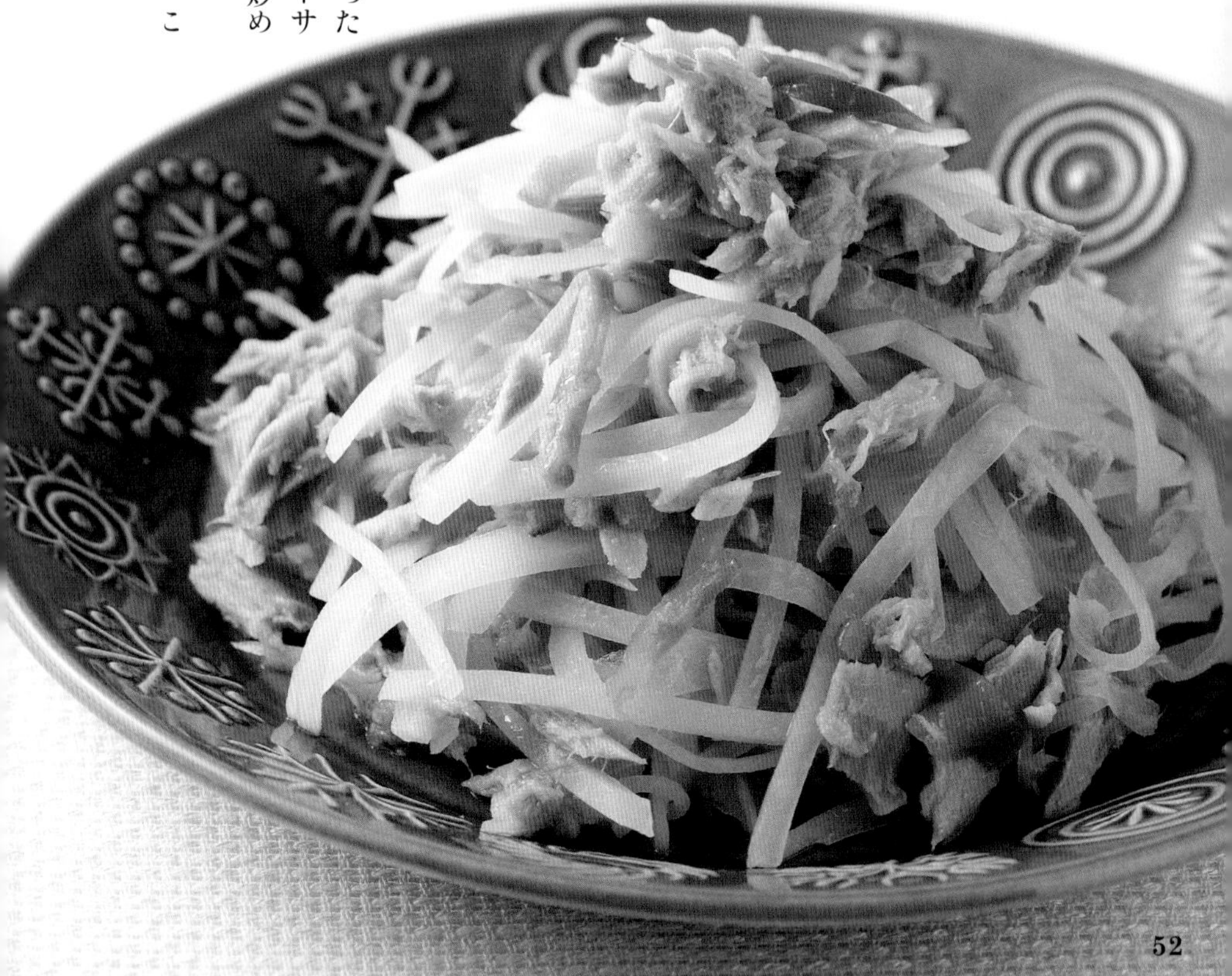

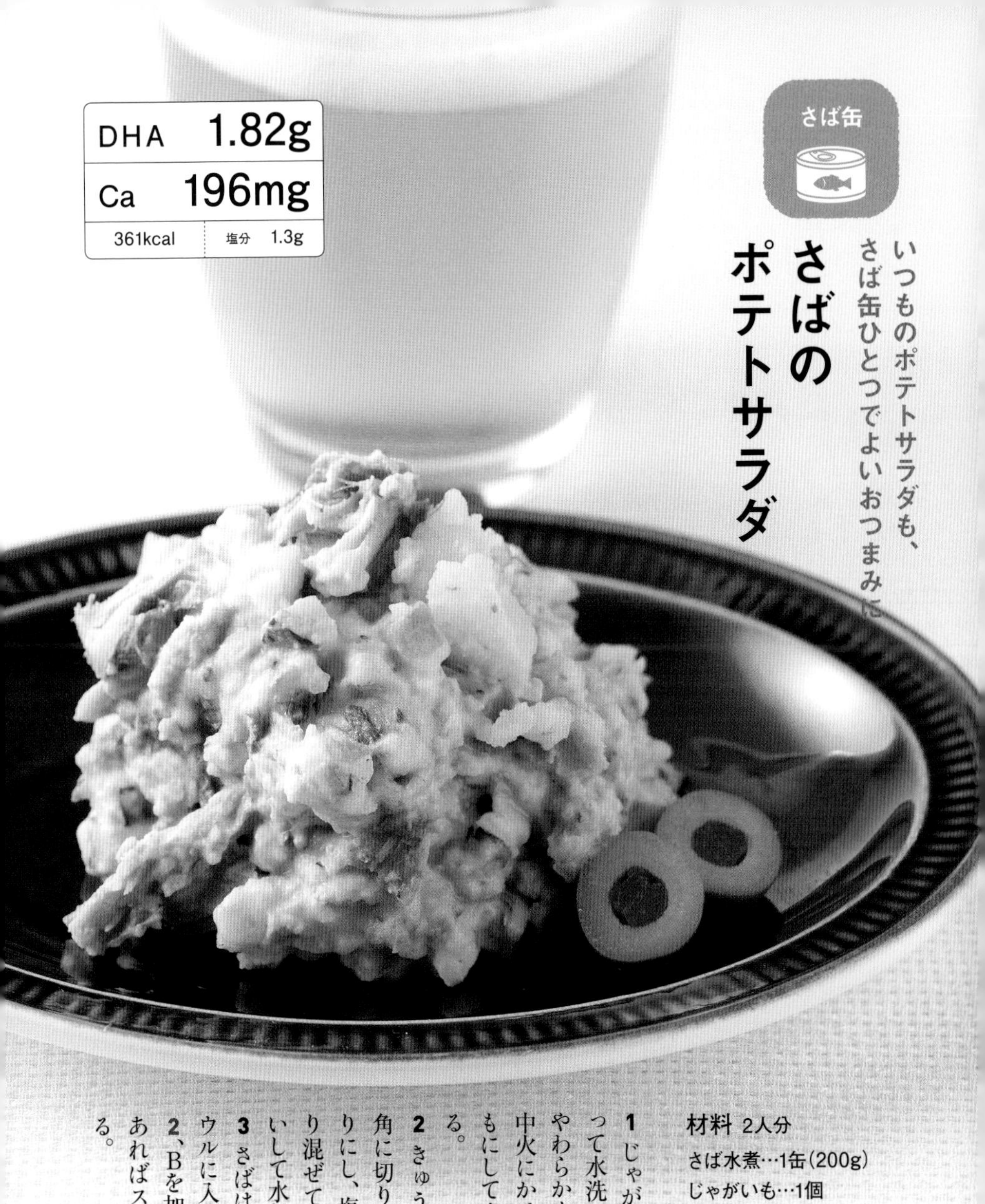

さば缶

DHA	1.82g
Ca	196mg
361kcal	塩分 1.3g

いつものポテトサラダも、さば缶ひとつでよいおつまみに

さばのポテトサラダ

材料 2人分

さば水煮…1缶(200g)
じゃがいも…1個
きゅうり…1/4本
にんじん…小1/5本
玉ねぎ…1/8個
A 塩、こしょう…各少々
　酢…小さじ1
B マヨネーズ…大さじ3
　白こしょう…少々

1 じゃがいもはひと口大に切って水洗いし、水からゆでる。やわらかくなったら湯をきり、中火にかけて転がし、粉ふきいもにしてAを混ぜ、下味をつける。

2 きゅうり、にんじんは5㎜角に切り、玉ねぎはみじん切りにし、塩少々（分量外）を振り混ぜてしんなりさせ、水洗いして水気をしぼる。

3 さばは缶汁をよくきってボウルに入れ、粗くほぐす。**1**、**2**、Bを加えてあえ、器に盛る。あればスタッフオリーブを飾る。

さば缶

さばと大根のトムヤムクン風

缶汁と大根の持ち味だけで、絶品スープのでき上がり

材料 2人分

さば水煮…1缶（200g）
大根…200g
にんにく…$\frac{1}{2}$片
赤唐辛子…1本

A	レモングラス…少々 カー…少々 バイマックルー…少々

ナンプラー…大さじ1

B	香菜…適量 ライム…適量 刻み唐辛子…適量

※AのハーブはすべてドライでOK
（P100参照）。

1 大根は1cm厚さの半月切りにする。にんにくはたたきつぶし、赤唐辛子はちぎって鍋に入れ、水2カップ、Aを加えて10分ほどおく（写真a）。

2 **1**の鍋を中火にかけ、さばを缶汁ごと加え、大根も入れて煮立てる。弱火にして大根がやわらかくなるまで煮る。

3 ナンプラーで味を調えて盛りつけ、Bを添える。

a
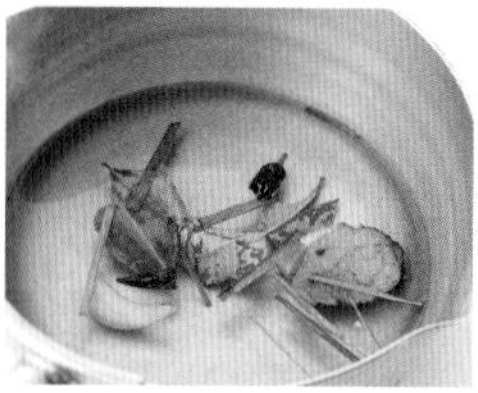
タイのハーブは手に入りやすいドライでOK。しばらく水につけ、香りを引き出すのがコツ。

白澤先生よりひと言

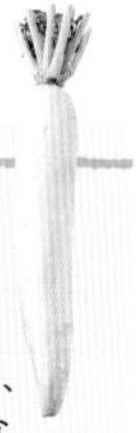

魚缶＋大根で病気にならない

大根はビタミンC、消化酵素、食物繊維を含み、低カロリーな野菜です。とくに、大根おろしはいろいろな作用を持ち、健康維持を助けてくれます。その働きは、大根おろしの辛みであるイソチオシアネートという成分によるもの。

1. 食中毒を防いで胃腸を守る
2. 血栓を予防する
3. 免疫力をアップする

2と3の働きは、魚缶のDHAと同じもの。コンビで食べれば協力し合い、病気予防をサポートしてくれるでしょう。

DHA	2.60g
Ca	270mg
262kcal	塩分 3.1g

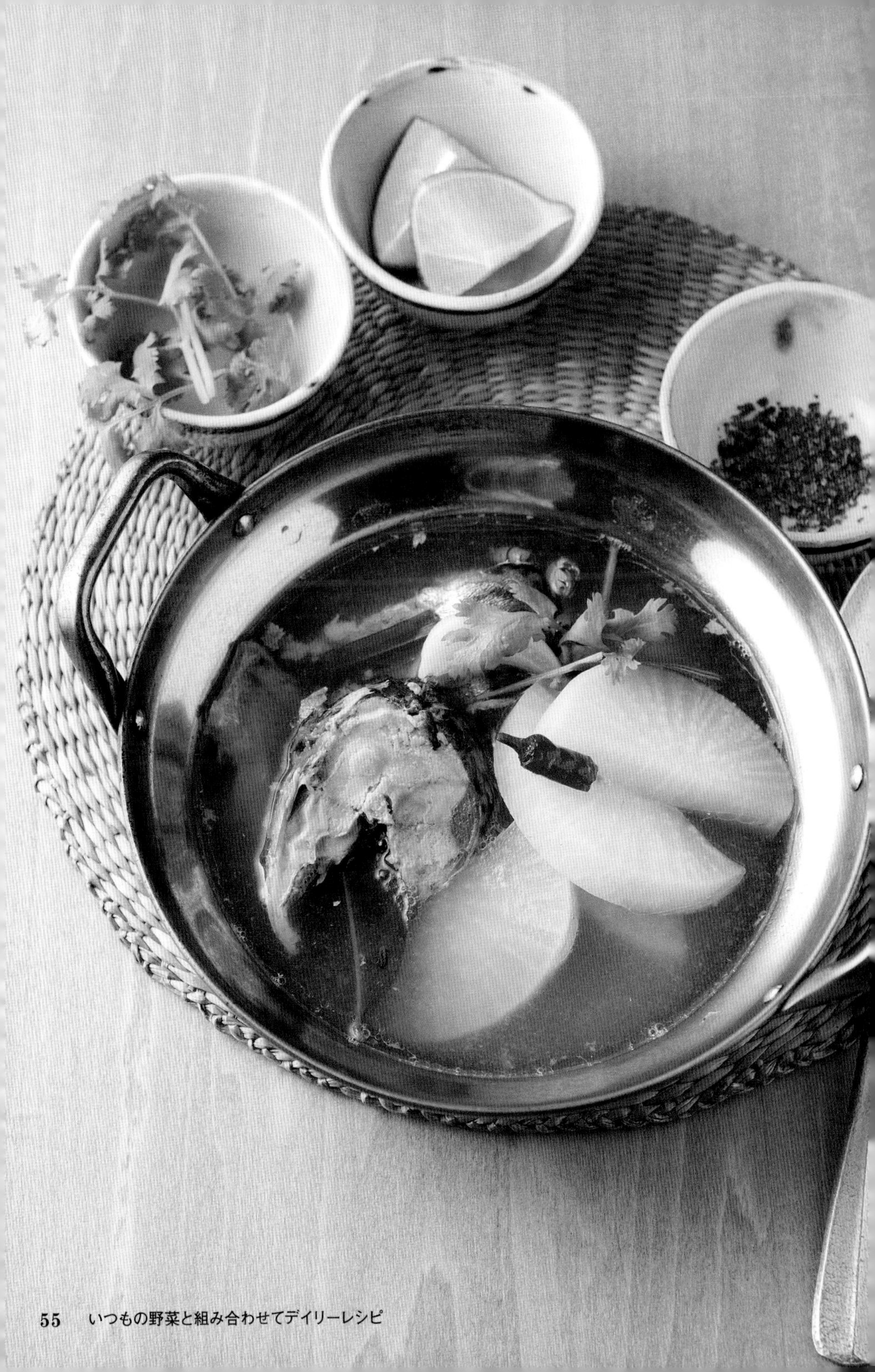

さんま缶

さんまにはやっぱり大根おろし。
缶詰でも定番コンビです

さんまの香りおろしあえ

材料 2人分

さんま水煮…1缶(150g)
大根…200g
青じそ…5枚
しょうが…1片
塩…少々

1 大根はすりおろし、ざるに入れて軽く汁気をきる。
2 青じそは小さくちぎり、しょうがはみじん切りにする。
3 **1**、**2**をボウルに合わせて塩を混ぜ、汁気を軽くきったさんまを加え、さっくりあえる。

DHA	0.68g
Ca	105mg
113kcal	塩分 0.6g

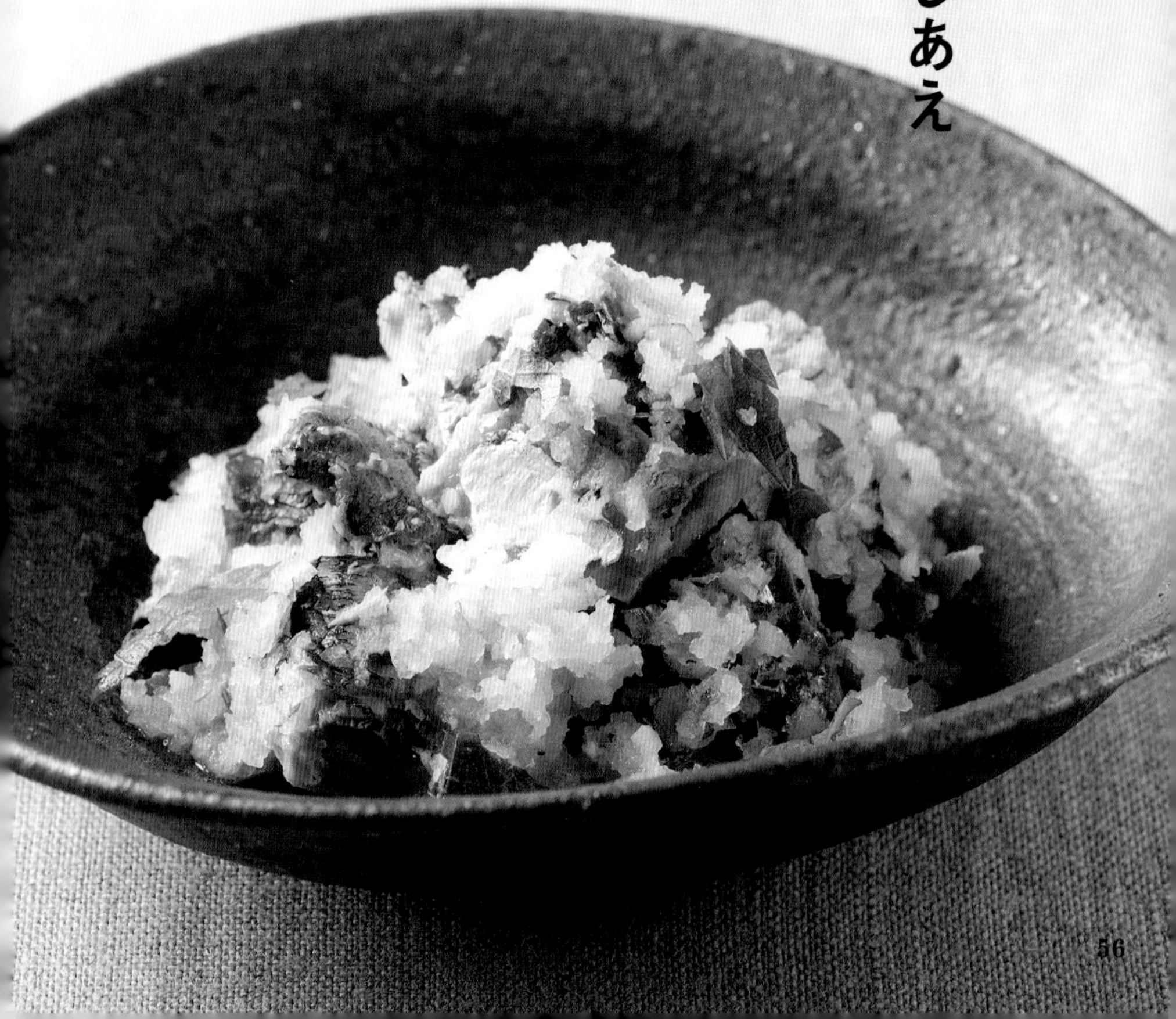

さけの中骨缶

大根と中骨の食感が楽しいコンビ。
あっさりおいしい一品です

さけの中骨と大根のなます

材料 2人分

さけ中骨水煮…1缶(90g)
大根…100g
塩…少々
A 酢…大さじ2
A 砂糖…大さじ½
A みりん…大さじ½
A 塩…小さじ½
白いりごま…少々

1 大根は4㎝長さ、3〜4㎜角くらいの細切りにし、塩を振り混ぜてしんなりさせ、水気をしぼる。

2 中骨は汁気を軽くきる。

3 Aをボウルに合わせて混ぜ、**1**、**2**、いりごまを加えてあえ、器に盛る。

DHA	0.29g
Ca	561mg
82kcal	塩分 2.1g

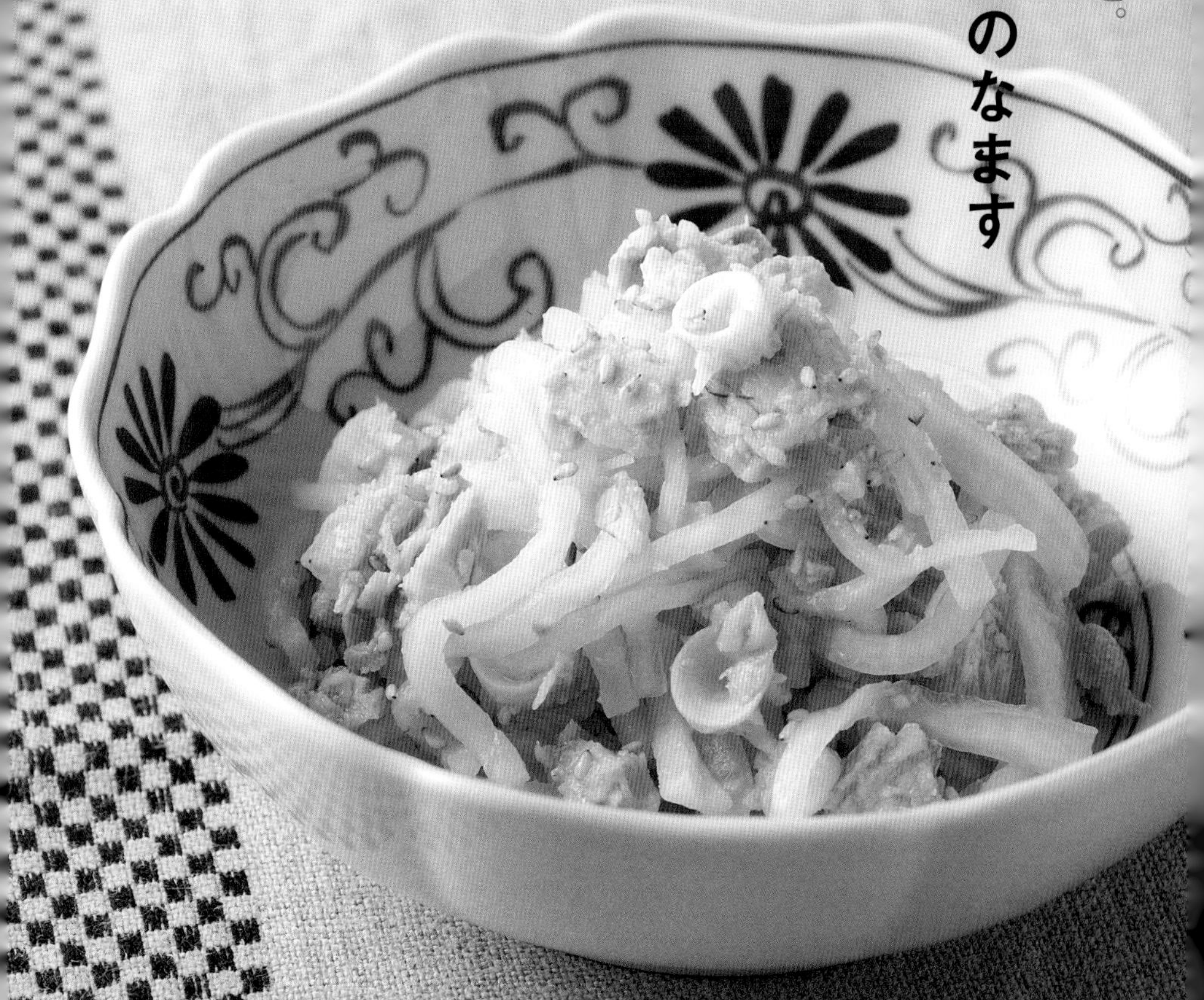

ツナのれんこんはさみ焼き

ツナをひき肉のように使って。脂肪が少ないのでヘルシーです

材料 2人分
ツナ…2缶（160g）
れんこん…150g
玉ねぎ…1/8個
ししとうがらし…6本
みそ…大さじ1
薄力粉…適量
ごま油…大さじ1/2
七味唐辛子…少々

a
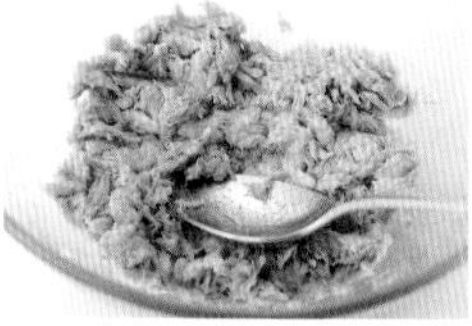
ツナのつぶし加減は、大きな身が細かくなり、全体にまとまるようになればOK。

1 ツナは汁気をよくきり、スプーンの背でつぶす（写真a）。玉ねぎをみじん切りにして加え、みそも加えてよく混ぜる。
2 れんこんは12枚の輪切りにして2枚1組にし、内側に薄力粉をはたいて**1**を等分にはさむ。
3 フライパンにごま油を熱して**2**を並べ入れ、両面こんがりするまで焼く。途中でししとうがらし（竹串で数カ所刺す）も入れて焼く。
4 器に盛り、好みで七味唐辛子を振る。

白澤先生よりひと言

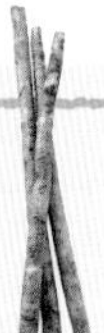

魚缶＋根菜で食物繊維を補給する

栄養豊かな魚缶にも、足りない栄養素があります。それは食物繊維。便秘の改善、血中コレステロールなどの排出に必要なものなので、根菜などを組み合わせて補給しましょう。

なかでもおすすめは、ごぼう。お通じをスムースにする水溶性食物繊維、腸を刺激する不溶性食物繊維の両方がたっぷり含まれていますよ。また、れんこん、にんじん、かぶなどは、皮にも食物繊維が豊富です。

DHA	0.09g
Ca	30mg
209kcal	塩分 1.9g

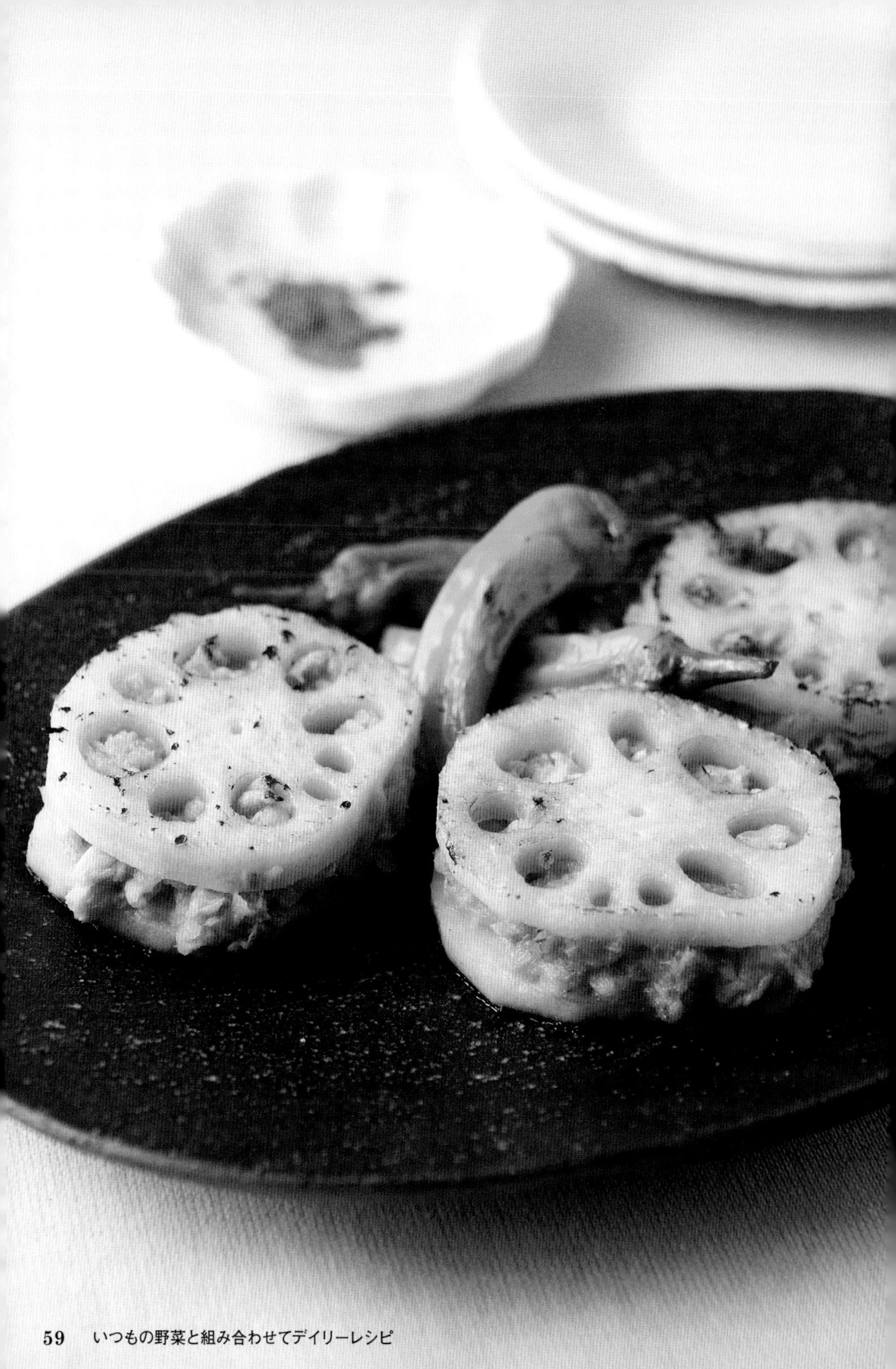

DHA	0.40g
Ca	240mg
211kcal	塩分 1.7g

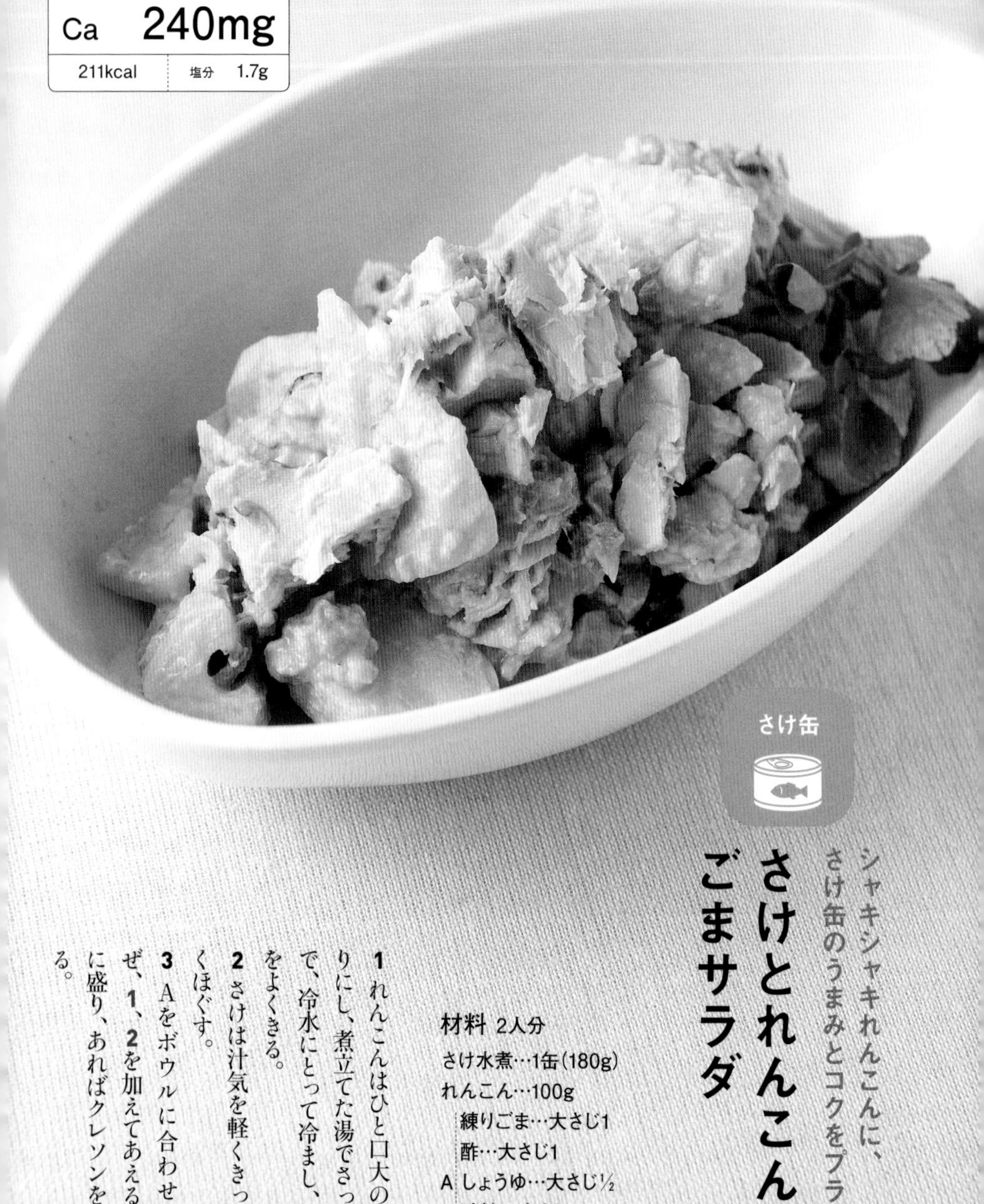

さけ缶

シャキシャキれんこんに、さけ缶のうまみとコクをプラス

さけとれんこんのごまサラダ

材料 2人分

さけ水煮…1缶（180g）
れんこん…100g

A
- 練りごま…大さじ1
- 酢…大さじ1
- しょうゆ…大さじ1/2
- 砂糖…小さじ1
- ごま油…小さじ1

1 れんこんはひと口大の乱切りにし、煮立てた湯でさっとゆで、冷水にとって冷まし、水気をよくきる。

2 さけは汁気を軽くきって粗くほぐす。

3 Aをボウルに合わせて混ぜ、**1**、**2**を加えてあえる。器に盛り、あればクレソンを添える。

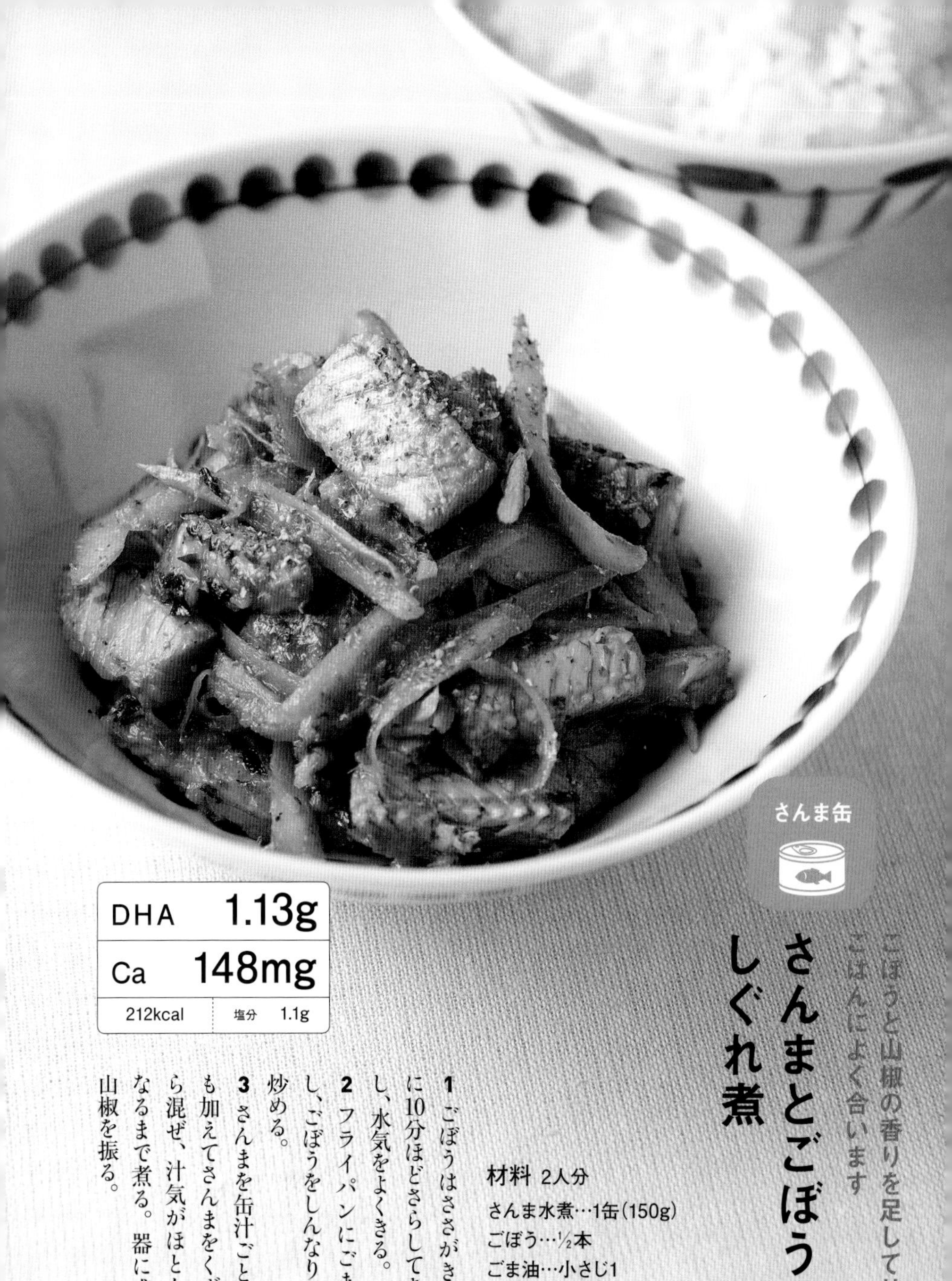

さんま缶

さんまとごぼうのしぐれ煮

ごぼうと山椒の香りを足して甘辛に。
ごはんによく合います

材料 2人分

さんま水煮…1缶(150g)
ごぼう…$\frac{1}{2}$本
ごま油…小さじ1
A 砂糖…小さじ1
A しょうゆ…小さじ1
粉山椒…少々

1 ごぼうはささがきにし、水に10分ほどさらしてあく抜きし、水気をよくきる。

2 フライパンにごま油を熱し、ごぼうをしんなりするまで炒める。

3 さんまを缶汁ごと加え、Aも加えてさんまをくずしながら混ぜ、汁気がほとんどなくなるまで煮る。器に盛って粉山椒を振る。

DHA	1.13g
Ca	148mg
212kcal	塩分 1.1g

さば缶

缶汁がよいだしになるので、深みのある味が簡単に作れます

さばとほうれん草の卵とじ

DHA	2.60g
Ca	325mg
354kcal	塩分　2.1g

材料 2人分

さば水煮…1缶（200g）
ほうれん草…150g
卵…2個
A しょうゆ…小さじ2
　砂糖…小さじ1

a
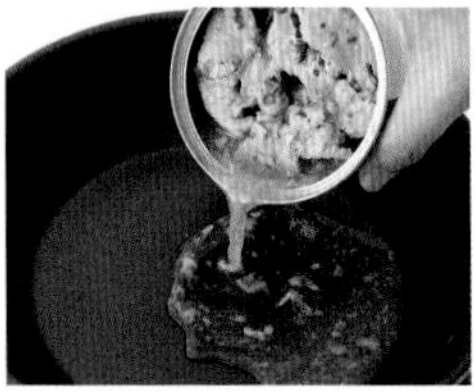

さばの缶汁があれば、だしは不要。塩気があるのでしょうゆは控えめにすること。

1 ほうれん草は煮立てた湯で色よくゆで、冷水にとって冷まし、水気をしぼって3～4cm長さに切る。

2 フライパンに水$\frac{1}{4}$カップ、Aを合わせて中火にかけ、さばを缶汁ごと加える（写真a）。身を粗くくずしながら2～3分煮て味をなじませる。

3 ほうれん草を加えてひと煮し、味がなじんだら煮立て、割りほぐした卵を流し入れ、好みの加減に火を通す。

白澤先生
より
ひと言

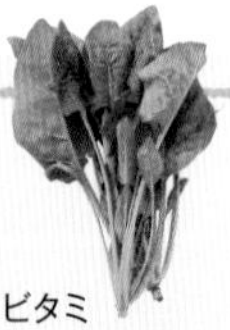

魚缶＋青菜で目を健康に

青菜は、βカロテン、ビタミンC、鉄分などが豊富な野菜ですね。さらに、ほうれん草にはルテインという抗酸化物質が含まれています。これは瞳の中にたくさん含まれている成分で、紫外線やパソコンのライトなどから目を守り、老化による疲れ目の改善を助けます。

魚缶のDHAも目によい成分なので、目の健康維持によいコンビといえるでしょう。

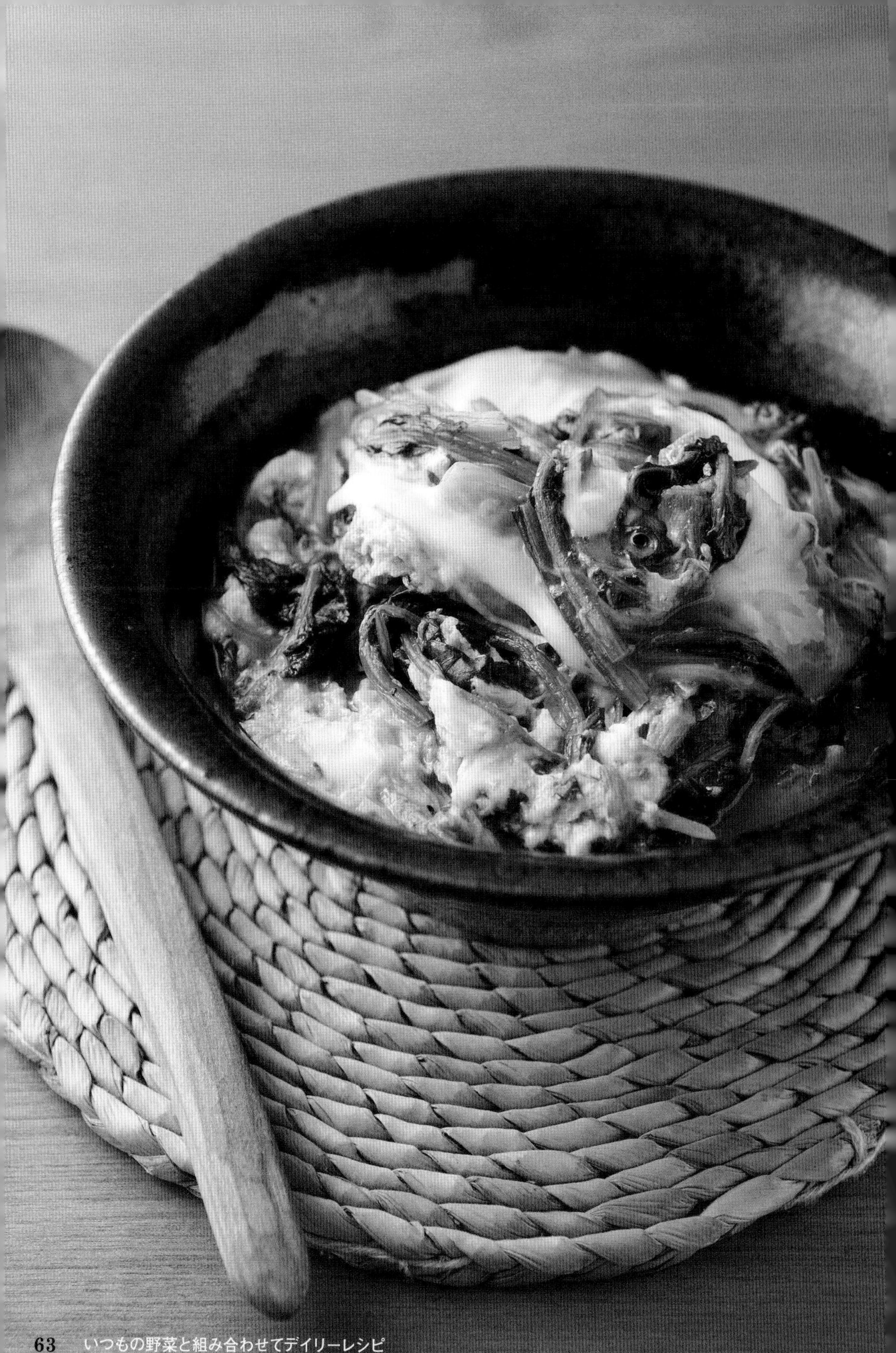

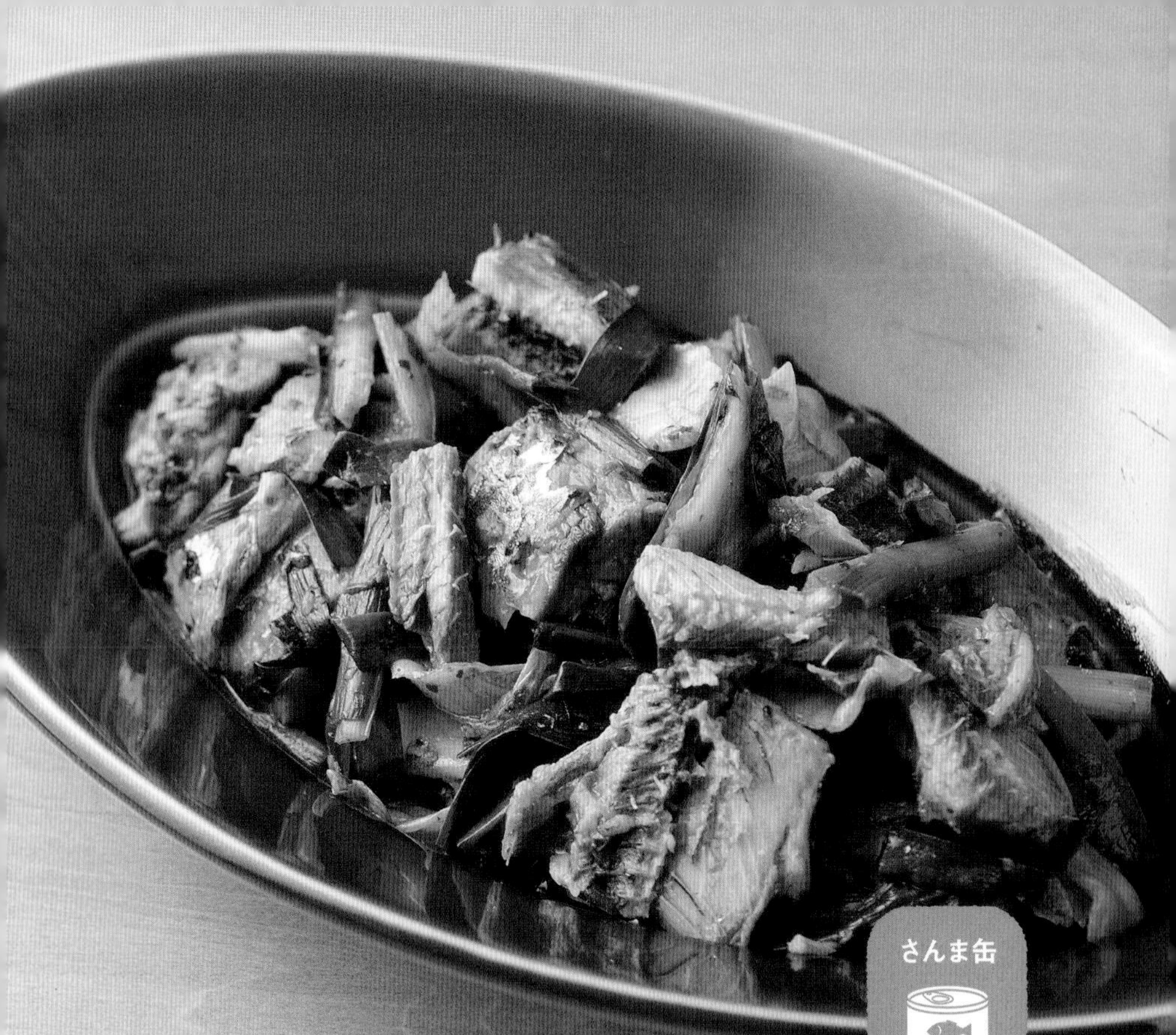

さんま缶

薄切り肉を魚缶にかえて。
ボリュームたっぷりなのにもたれません

さんまとにらのキムチ炒め

DHA	1.13g
Ca	171mg
216kcal	塩分 1.5g

材料 2人分

さんま水煮…1缶(150g)
にら…1束
白菜キムチ…75g
ごま油…大さじ½

1 にらは3〜4㎝長さ、キムチはひと口大に切る。
2 フライパンにごま油を熱してにらをさっと炒め、強火にしてさんまを缶汁ごと加えて手早く炒め合わせる。
3 汁気がとんだらキムチを加え、さっと混ぜ合わせて器に盛る。

オイルサーディン

サーディンと小松菜の白あえ

いわしの香ばしさは豆腐と好相性。
体にやさしい一品です

DHA	0.77g
Ca	304mg
222kcal	塩分 1.1g

材料 2人分

サーディン…1缶（100g）
小松菜…100g
木綿豆腐…100g
A
　練りごま…大さじ1
　砂糖…大さじ½
　塩…小さじ¼

1 サーディンは油を軽くきり、粗くくずす。

2 小松菜は煮立てた湯で色よくゆで、冷水にとって冷まし、水けをしぼって3cm長さに切る。

3 豆腐をボウルに入れてペースト状につぶし、Aを加えてよく混ぜる。サーディンと小松菜を加えてあえる。

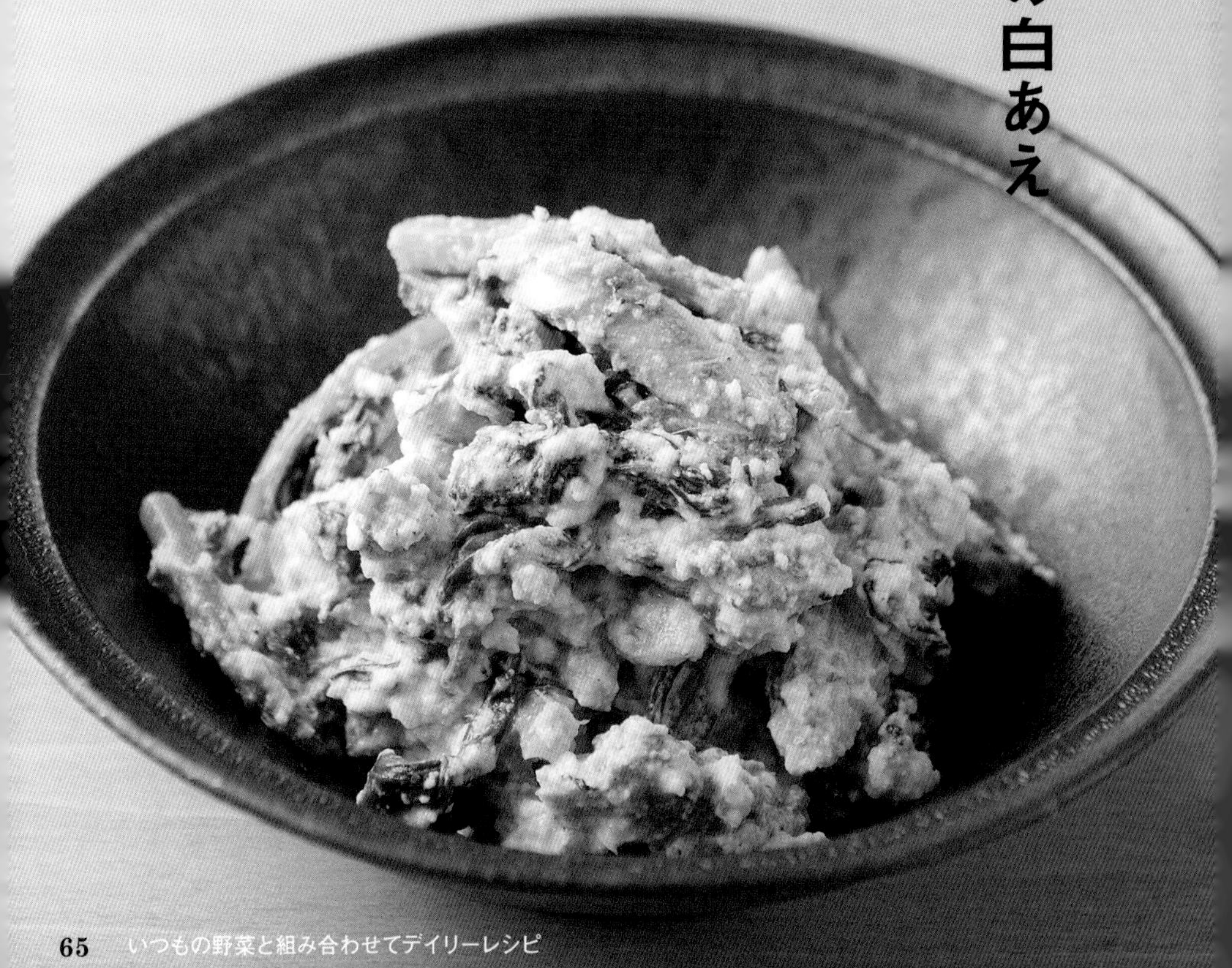

味つけ缶レシピ

さば缶の冷や汁風

さばのみそ煮で

さばのうまみと缶汁のみそ味で十分。
調味料もだしもいりません。

材料 4人分

さばのみそ煮…1缶(200g)
きゅうり…½本
ごはん…適量
白いりごま…大さじ2
塩…少々

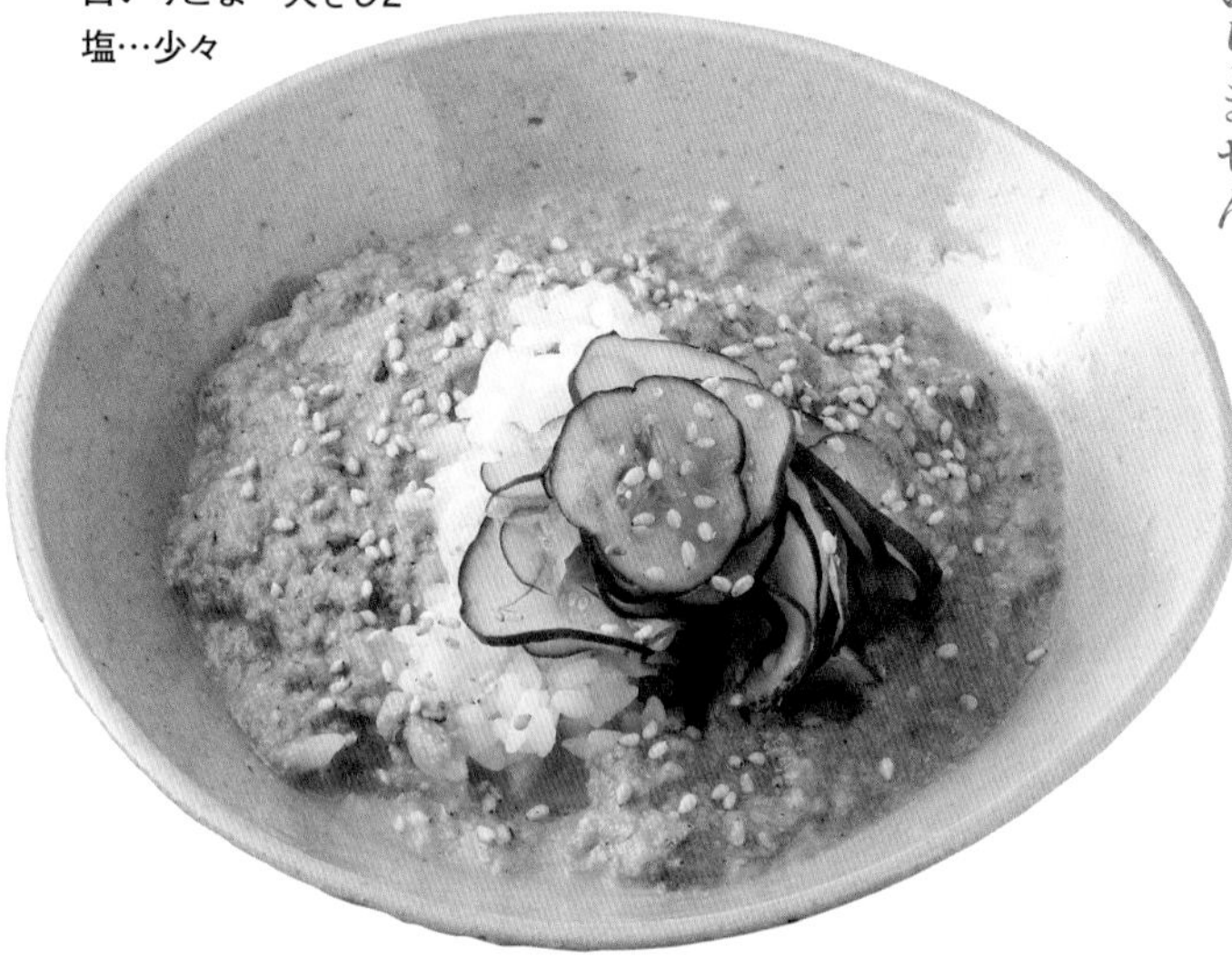

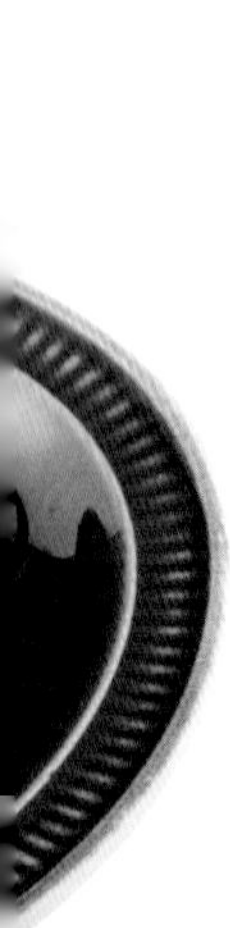

1 さばは身と缶汁に分ける。きゅうりは薄い小口切りにし、塩を振ってしんなりするまでもみ、水洗いして水気をしぼる。

2 いりごまはすり鉢ですり、油がにじみ出てくるまでつぶしたら、さばの身を加えてなめらかにすりつぶす。すり鉢の内側に均一に広げ、直火にかざして焼き色がつくまであぶる。

3 缶汁を加えてすりのばし、冷水2カップも加えてすり混ぜる。器に盛ったあたたかいごはんにかけ、きゅうりを添えていりごま少々(分量外)を振る。

長ねぎがシャキッと
さわやかだから、
甘辛味とチーズでも
くどくなりません。

さんま蒲焼で

さんまの
甘辛チーズ焼き

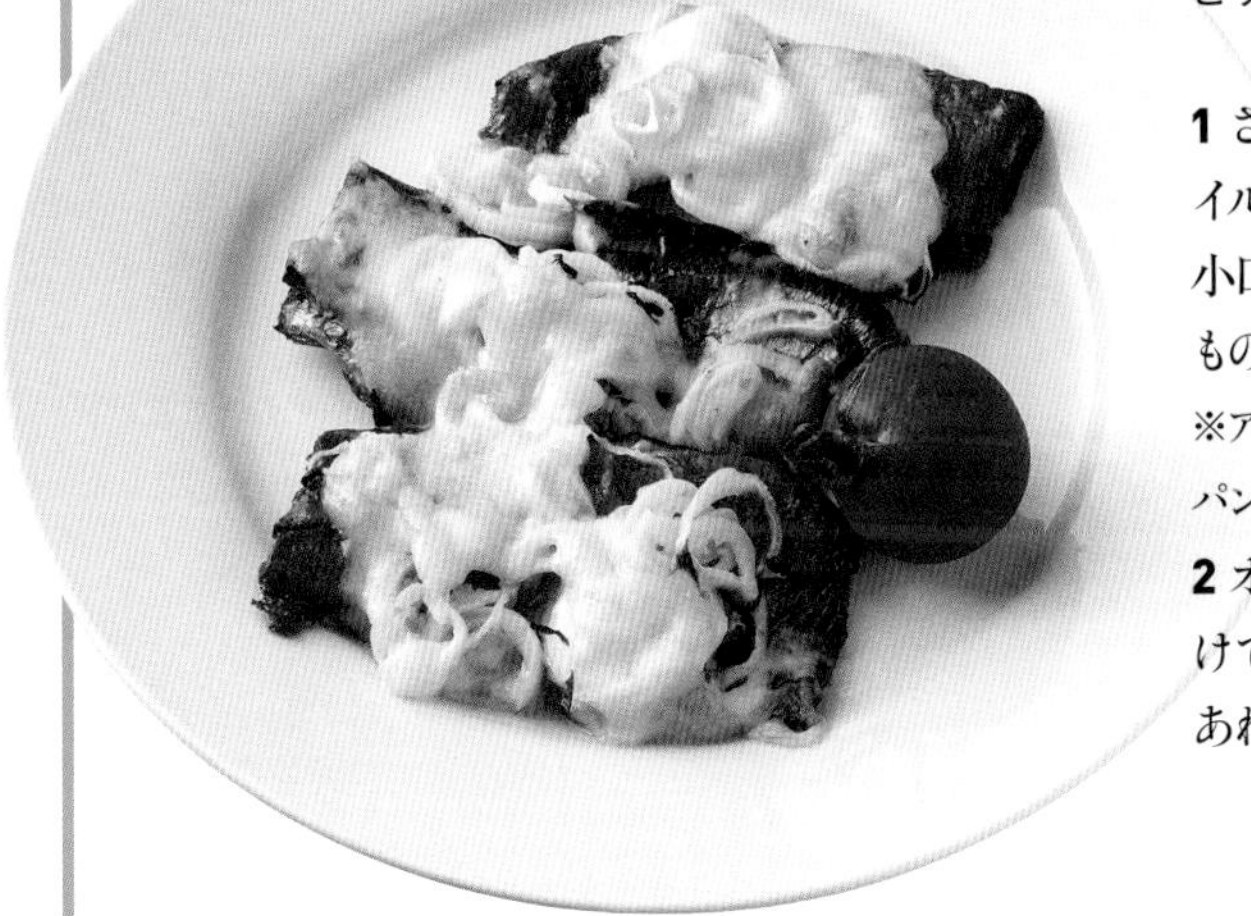

材料 2人分

さんま蒲焼…1缶(100g)
長ねぎ…10㎝
ピザチーズ…25g

1 さんまの汁気を軽くきり、アルミホイルに1切れずつ並べる。長ねぎは小口切りにしてさんまにのせ、チーズものせる。

※アルミホイルは魚がくっつきにくいフライパン用などがおすすめ。

2 オーブントースターで、チーズが溶けてこんがりするまで5～6分焼く。あればミニトマトを添える。

トマト味がしみ込んだ
いわしをフライにし、
缶汁はソースにして
むだなく活用します。

いわしのトマト煮で

いわしのフライ
トマトソース添え

材料 2人分

いわしのトマト煮
…1缶(100g)
A 薄力粉…適量
A 溶き卵…適量
A パン粉…適量
揚げ油…適量
タバスコ…少々
バジル…適量

1 いわしは身と缶汁に分け、身は縦2つに割る。

2 いわしの身にAを順番にまぶして衣をつけ、170～180℃の揚げ油でカラリと揚げる。

3 器に盛り、缶汁にタバスコを混ぜてバジルと添える。

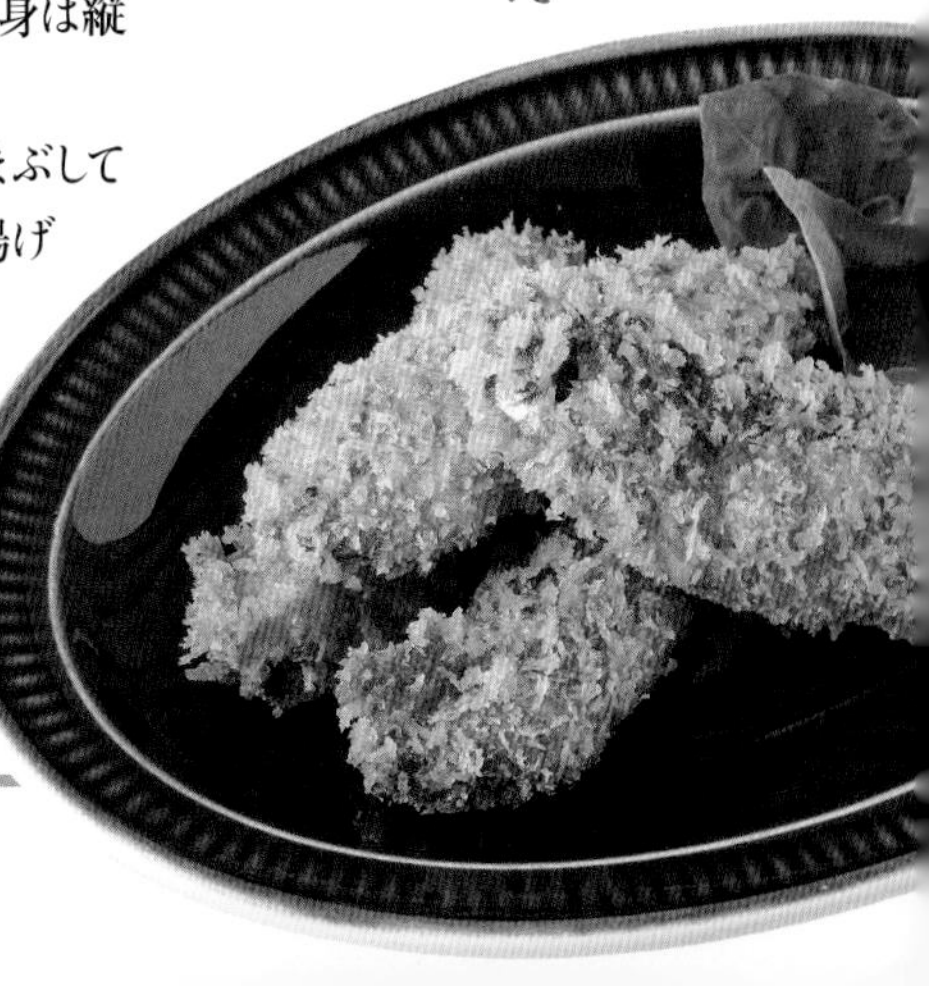

缶詰の賞味期限と栄養成分

缶詰は長期保存が可能で、栄養豊かな食品。表示をしっかりチェックすれば、もっと活用できるでしょう。

缶詰にも旬がある⁉ 賞味期限をチェック

缶詰は、工場ででき上がってすぐより、3ヶ月から1年ほどたって、味がなじんでからがおいしいといわれます。それを見分けるには、缶の蓋の印字されている賞味期限をチェック。右下の写真では、賞味期限は2015年3月22日です。魚缶の賞味期限は3年間なので、製造年月日はこれから3年前の2012年3月22日。ということは、この缶は2013年ごろからおいしくなるというわけです。

缶詰の保存は常温でOK。冷蔵庫に入れる必要はありません。ただし、日光や温風が当たる場所、湿度の高い場所はNG。冷暗所で保存するのがベストです。

原料や栄養成分

魚缶の原料や栄養成分が気になるときは、選ぶときに表示をチェック。水煮缶は魚のほかは塩だけですが、味つけ缶や油漬け缶は、どんな油や調味料が使われているかを確かめましょう。栄養成分は、メーカーや製品によって項目は違いますが、カロリー、たんぱく質、脂質、炭水化物、ナトリウム、DHAなどの含有量などが表示されています。

さばの缶詰のDHA、EPAの含有量は、写真のように数値に幅があることがあります。これは、脂肪の多い秋さばと少ない春さばの含有量の幅で、多いほうが秋さばです。製造年月日がわかれば、その缶詰のDHAやEPAの量が推測できます。

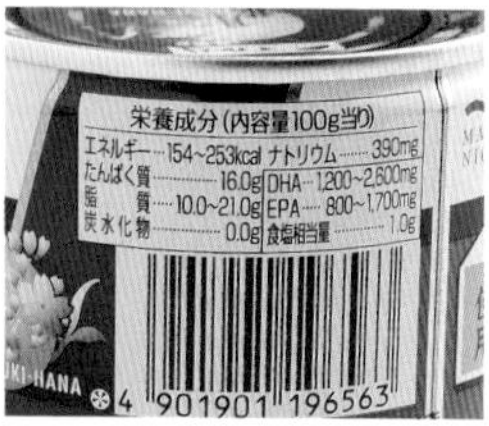

栄養成分の表示は、100gあたりの場合、1缶分の場合と2通りあるので注意が必要。

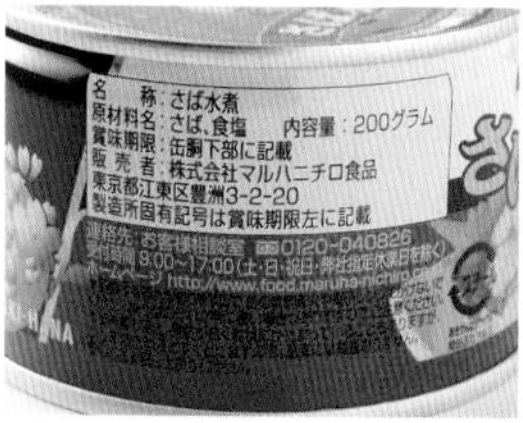

さばの水煮缶は、原材料がさばと塩だけで簡単明瞭。味つけ缶は、原材料名を見れば味の傾向が推測できる。

缶の蓋に印字された賞味期限。数字の下のアルファベットは、工場、原料、製造法などを表す記号。

ひと手間かけて
ごちそう&ごはんと
麺レシピ

ちょっと腕まくりのごちそうに、
一品で満足のごはん&麺が19品。
缶汁をだしやスープに使ったり、
イタリアンやエスニック風のアレンジレシピです。

Part3

さば缶

さばとなすのトマトパスタ

生トマトとジュースで作るソースに、さばの缶汁がコクをプラス

材料 2人分

さば水煮…1缶（200g）
なす…2本
トマト…1個（150g）
玉ねぎ…¼個
にんにく…½片
全粒粉スパゲッティ…100g
トマトジュース（無塩）…150ml
オリーブ油…大さじ½
A ローリエ…½枚
　タイム…少々
　オレガノ…少々
塩、こしょう…各少々
※全粒粉スパゲッティについては写真a参照。

1 なすは1本は1㎝角に切り、残りは長さを半分に切って縦8つ割りに切る。トマトは1㎝角、玉ねぎは粗みじん切り、にんにくはみじん切りにする。

2 フライパンにオリーブ油を熱し、にんにく、玉ねぎ、角切りのなすを炒め、しんなりしたら縦割りのなすを加え、軽く炒め合わせる。

3 トマトジュース、A、さばを缶汁ごと加え、ときどき混ぜながら汁気がなくなるまで煮る。

4 トマトを加え、ゆで上がったスパゲッティも加えて混ぜ、塩、こしょうで味を調える。

白澤先生よりひと言

糖質の食べすぎを控え、若さを保つ

糖質とは、ごはん、パン、麺類といった主食と、砂糖やみりんなどの甘みがあるもの。これらのうち、白米など精製度の高いものは、血糖値を急上昇させるので、食べすぎると肥満や糖尿病の原因になり、寿命を縮めます。長寿の人たちに話を聞くと、腹七分目を心がけていることが多く、サルの実験では小食のほうが若々しいまま長生きしました。

パスタ料理は、使う量をきちんと計量し、具だくさんにして満腹感を出すようにしましょう。

a

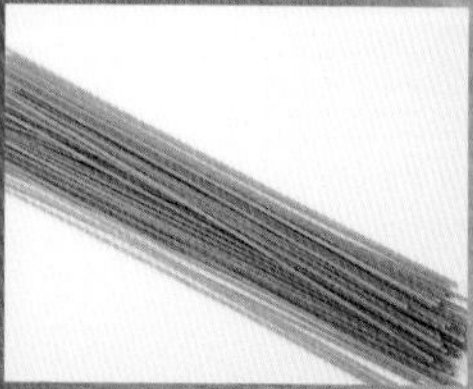

全粒粉スパゲッティは、おもにイタリア産オーガニックのデュラムセモリナを表皮だけ除いて製粉し、パスタにしたもの。独特のコクと食感があり、食べごたえ十分。ふつうのパスタより少なめでも満足感がある。

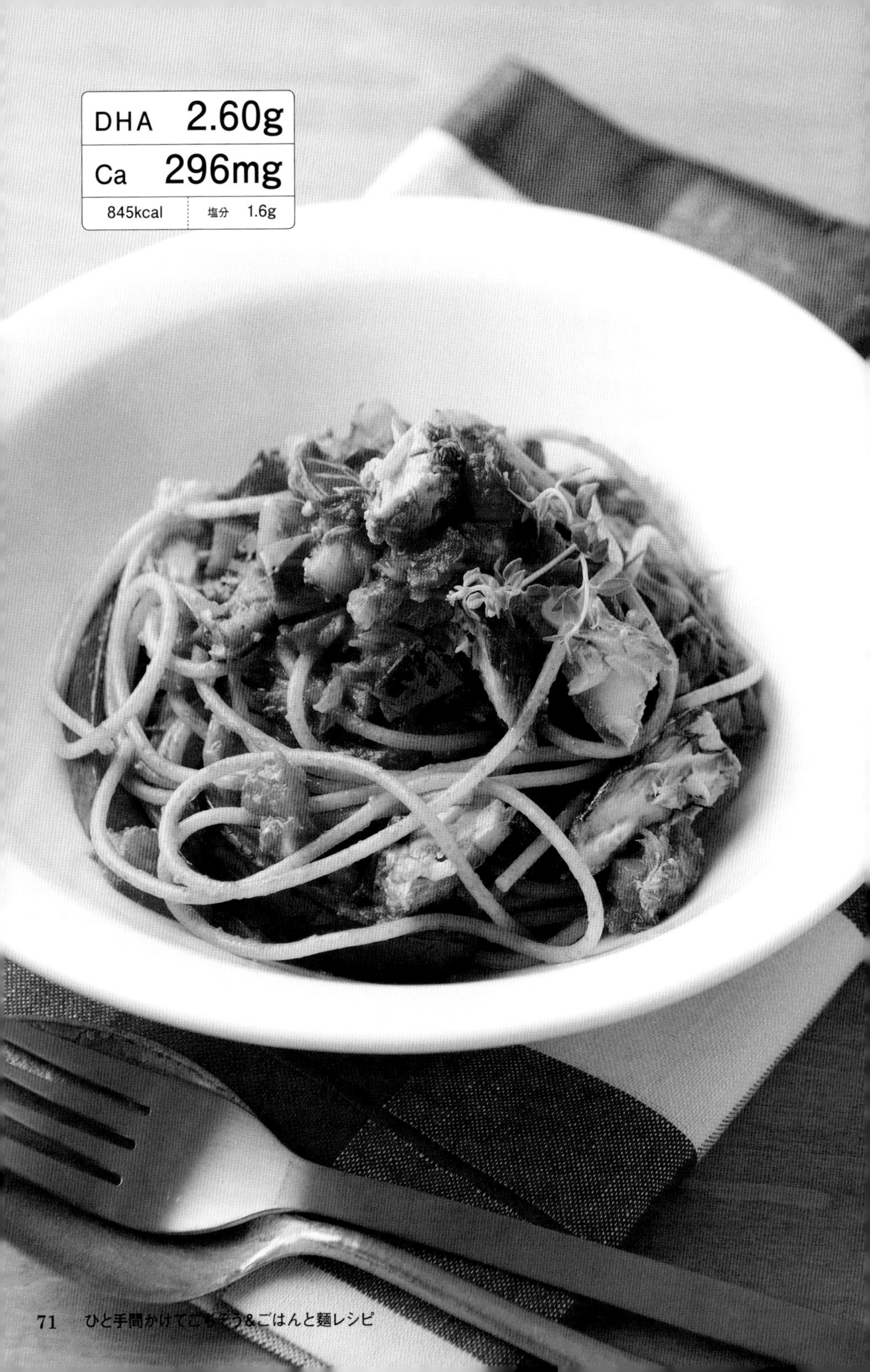

DHA	2.60g
Ca	296mg
845kcal	塩分　1.6g

さんま缶

さんまと野菜のフリット

しっかり味のついた衣だから、そのままパクッといけます

DHA	0.67g
Ca	124mg
339kcal	塩分 1.3g

材料 2人分

さんま水煮…1缶(150g)
ミニトマト…10個
青じそ…4枚
A
- 卵黄…1個分
- 牛乳…大さじ6
- オリーブ油…大さじ1
- 塩…小さじ½
- こしょう…少々
- 薄力粉…80g

卵白…1個分
揚げ油…適量

1 さんまは汁気をよくきる。ミニトマトは竹串で数カ所刺す。青じそは水気をよくふく。

2 Ａをボウルに合わせ、なめらかに混ぜる。別のボウルに卵白を入れてしっかり泡立て、Ａのボウルに加えて混ぜる。

3 揚げ油を170〜180℃に熱し、**1**を**2**の衣にくぐらせて入れ（写真ａ）、からりと揚げる。

a

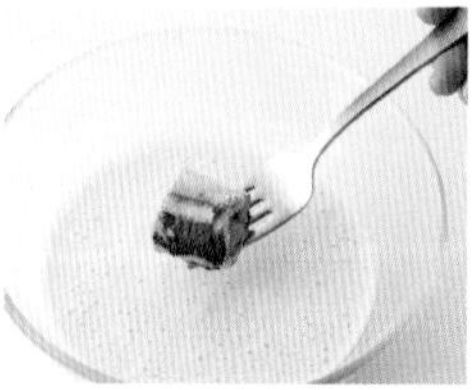

さんまを衣にくぐらせるときは、身がくずれないようにフォークにのせて。余分な衣をきり、揚げ油に入れるとよい。

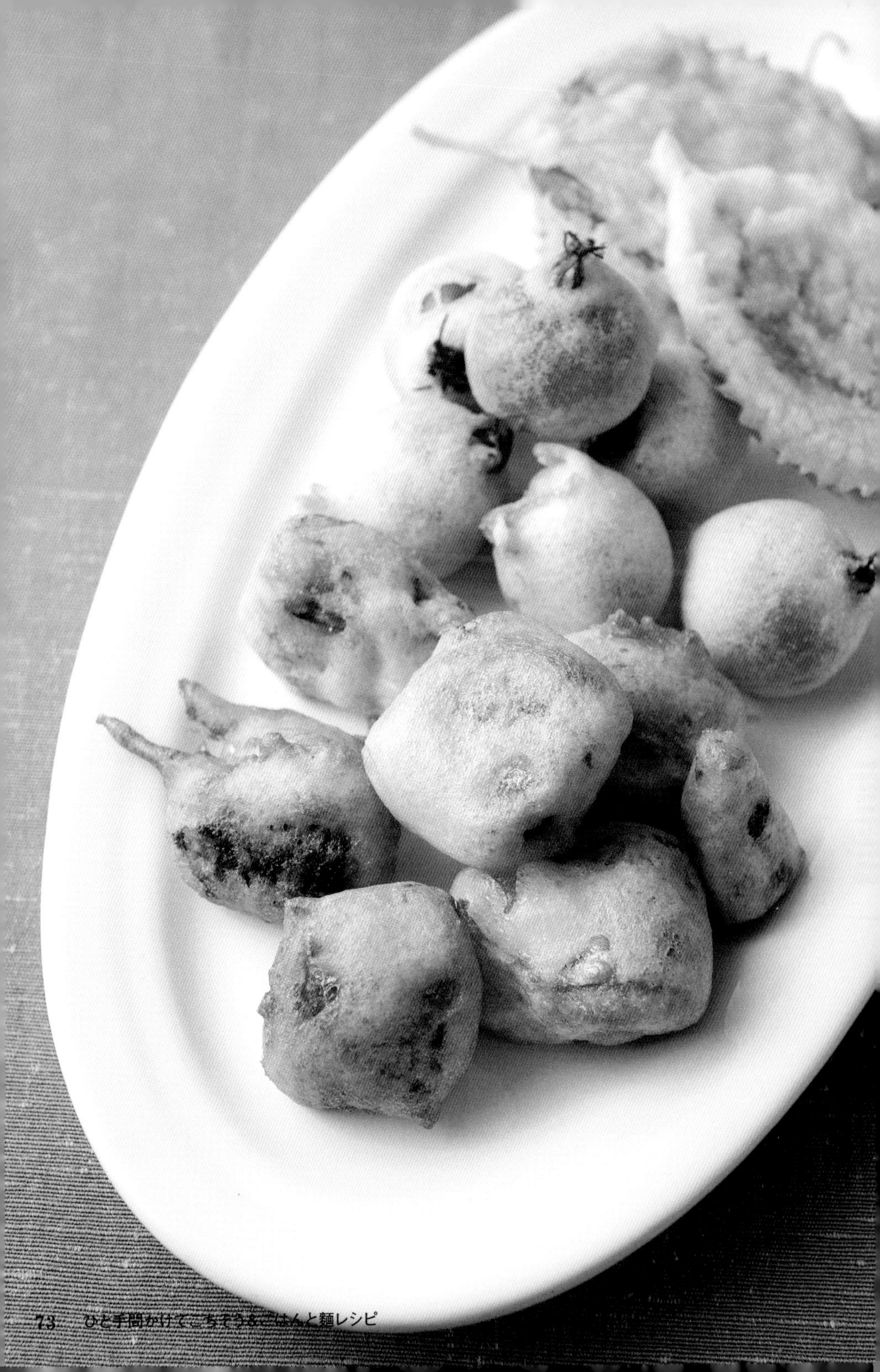

さけ缶

香りとうまみたっぷりのパン粉で、さけが濃厚な味わいに

さけの香草パン粉焼き

材料 2人分

さけ水煮…1缶（180g）
ベーコン…1枚
くるみ（いり）…1片
しょうが（薄切り）…1枚
にんにく…½片
A パセリ…1枝
　青じそ…3枚
　バジル…4～5枚
パン粉…¼カップ
塩、こしょう…各少々
オリーブ油…大さじ½
レモン…適量

1 ベーコン、くるみ、しょうが、にんにく、Aの香草（写真a）はすべてみじん切りにし、パン粉に混ぜて塩、こしょうする。

2 さけは汁気を軽くきり、ひと口大に割って**1**のパン粉をまぶしつける。

3 アルミホイルに並べ、残ったパン粉とオリーブ油を振りかけ、オーブントースターでこんがりするまで5～6分焼く。器に盛ってレモンを添え、あればバジルを飾る。

※アルミホイルは魚がくっつきにくいフライパン用などがおすすめ。

a

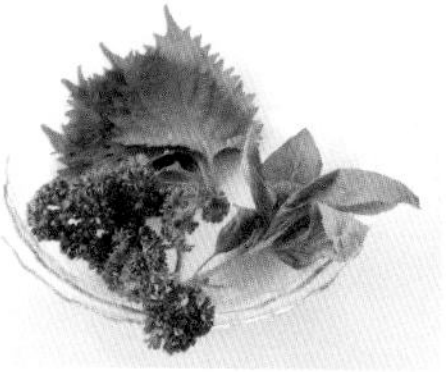

香草は3つ混ぜると風味が豊かに。そろわないときは1～2つでもよい。

白澤先生より ひと言

カルシウムとビタミンCで骨を丈夫に

ビタミンCは、骨を頑丈にするのに必要な栄養素です。骨の中にはコラーゲンがたくさんあり、カルシウムをからめてキープし、骨密度を保って頑丈にします。このコラーゲンを作るのに、ビタミンCが不可欠なのです。

魚缶の豊富なカルシウムを十分活用するには、この料理のようにライムやレモンをしぼり、新鮮な果汁でビタミンCをプラスすると効果的ですね。

DHA	0.40g
Ca	161mg
231kcal	塩分 1.0g

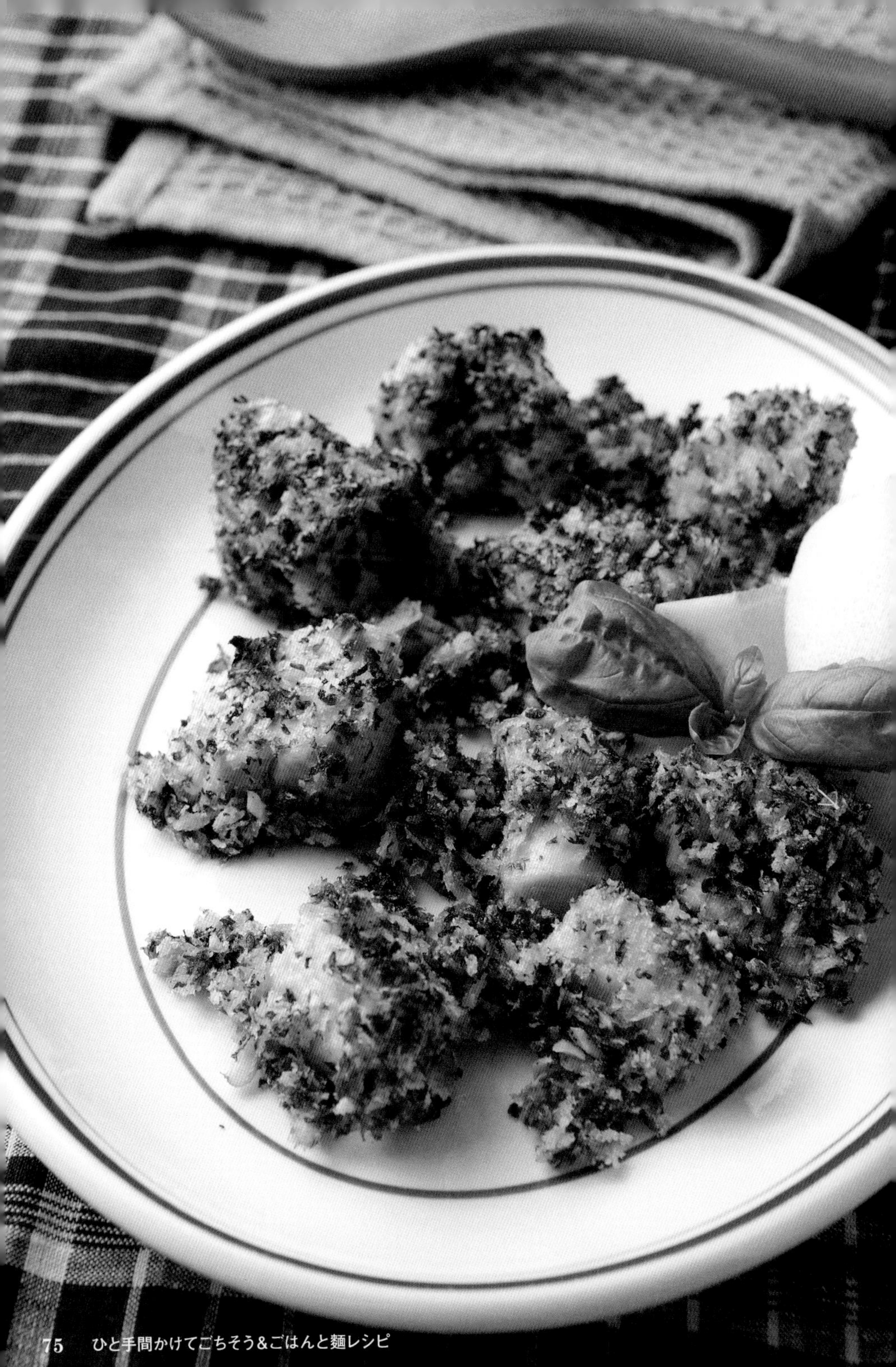

オイル
サーディン

サーディンのトマトカップグラタン

トマト&チーズのコンビに、西京みそでアクセントをつけて

DHA	0.77g
Ca	200mg
225kcal	塩分 1.3g

材料 2人分

サーディン…1缶(100g)
トマト…小4個
玉ねぎ…1/8個
パン粉…大さじ1
ピザチーズ…25g
塩、こしょう…各少々
西京みそ…小さじ2
パセリ…適量

a

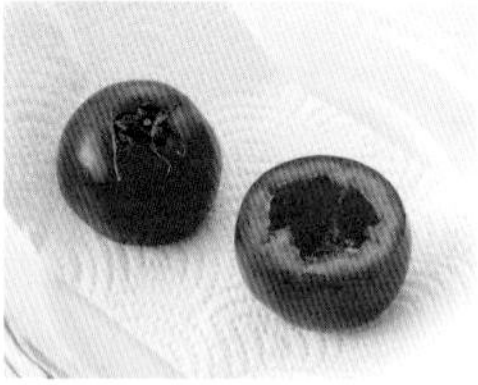

トマトは果肉は残してくり抜く。余分な水分を抜くことで、焼いたときに水っぽくならない。

1 トマトはへたの反対側を1cmほど切り落とし、ここからスプーンで種を取り除き、ざっとくり抜く。ペーパータオルの上にふせておき、10分ほどおいて水気をきる（写真a）。

2 サーディンは油を軽くきり、粗くほぐす。

3 玉ねぎはみじん切りにし、パン粉、チーズの2/3量を混ぜ、サーディンと合わせて塩、こしょうし、混ぜる。

4 トマトに**3**を等分に詰め、西京みそと残りのチーズを等分にのせ、220〜230℃に熱したオーブンで8〜10分焼く。チーズが溶けてこんがりすれば器に盛り、刻んだパセリを振る。

白澤先生
より
ひと言

発酵食品は
組み合わせて摂る

チーズ、ヨーグルト、麹、漬け物、みそなどの発酵食品は、健康を守る働きがたくさんあります。たんぱく質や糖質が吸収されやすい形になっていること、腸の健康を助けること、代謝を促進する酵素の補給ができることなどです。毎日少しずつ、いろいろな発酵食品を組み合わせて摂ることで、こうした働きの効率をアップできますよ。

この料理のように、チーズとみそを組み合わせるのもよいですね。

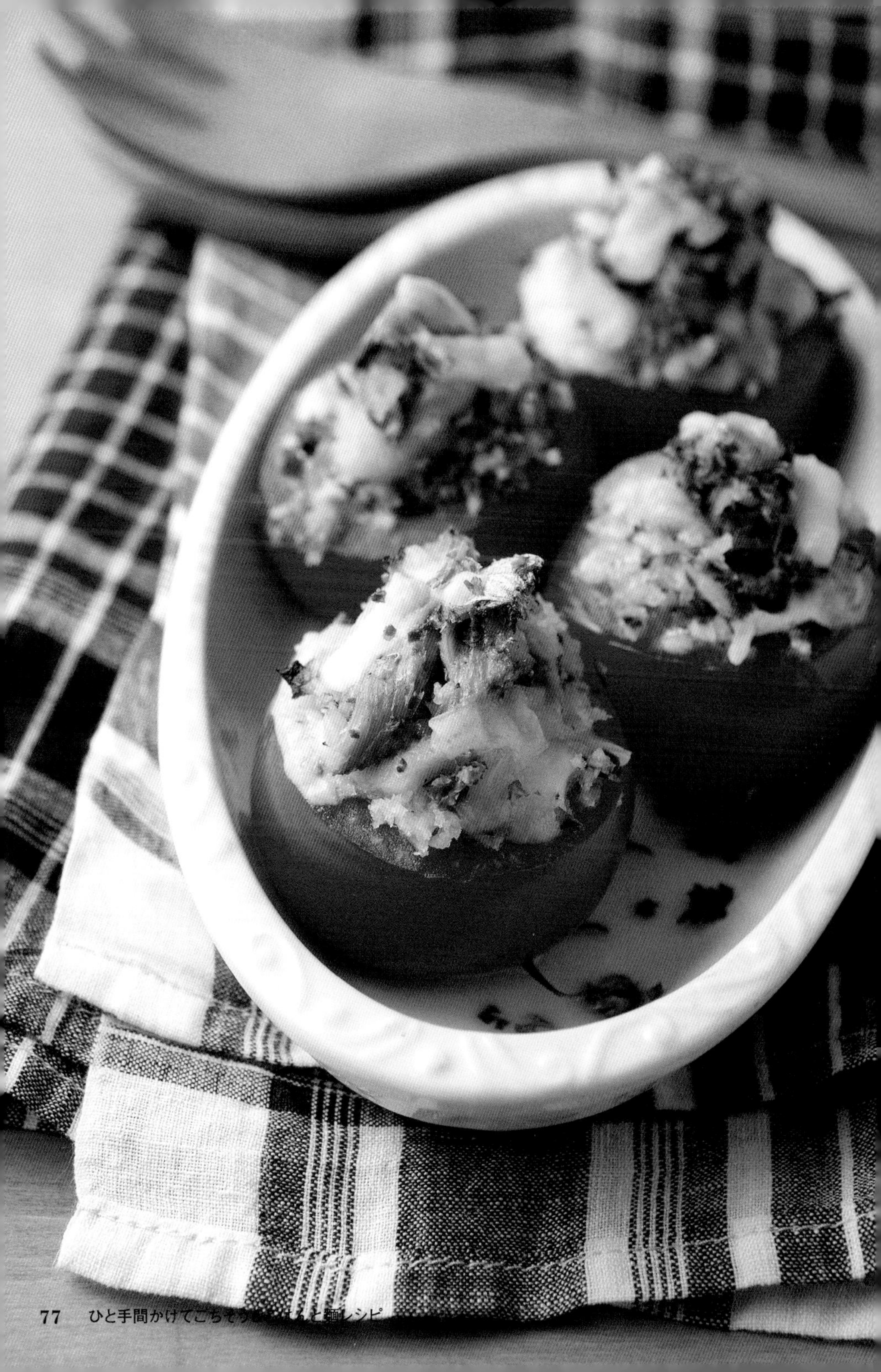

さば缶

ふんわり卵とチーズに、さばのうまみがたっぷり!

さばと長ねぎ、クレソンのキッシュ

1 長ねぎは縦4つ割りに切って4～5cm長さに切る。クレソンは4～5cm長さに切る。

2 フライパンを中火にかけてバターを溶かし、**1**をしんなりするまで炒め、さばの缶汁を加えて汁気がなくなるまで炒める。さばの身を加えて粗くほぐしながら混ぜる（写真a）。

3 ボウルに卵を割りほぐしてAを混ぜ、**2**も加えてよく混ぜる。

4 グラタン皿などに入れて200℃に熱したオーブンで30～35分焼き、中まで火を通す。

材料 2人分

さば水煮…1缶(200g)
長ねぎ…2本
クレソン…80g
バター…大さじ½
卵…2個
A
生クリーム…½カップ
グリエールチーズ(細切り)…50g
塩、こしょう…各少々
ナツメグ…少々

a
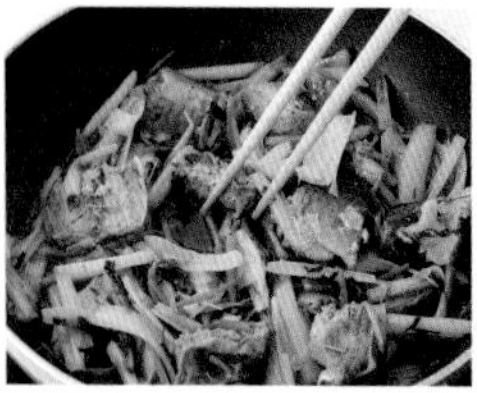
缶汁の汁気がなくなるまで炒めて野菜にうまみを移し、身を加えて混ぜる。

DHA	2.60g
Ca	543mg
709kcal	塩分 3.0g

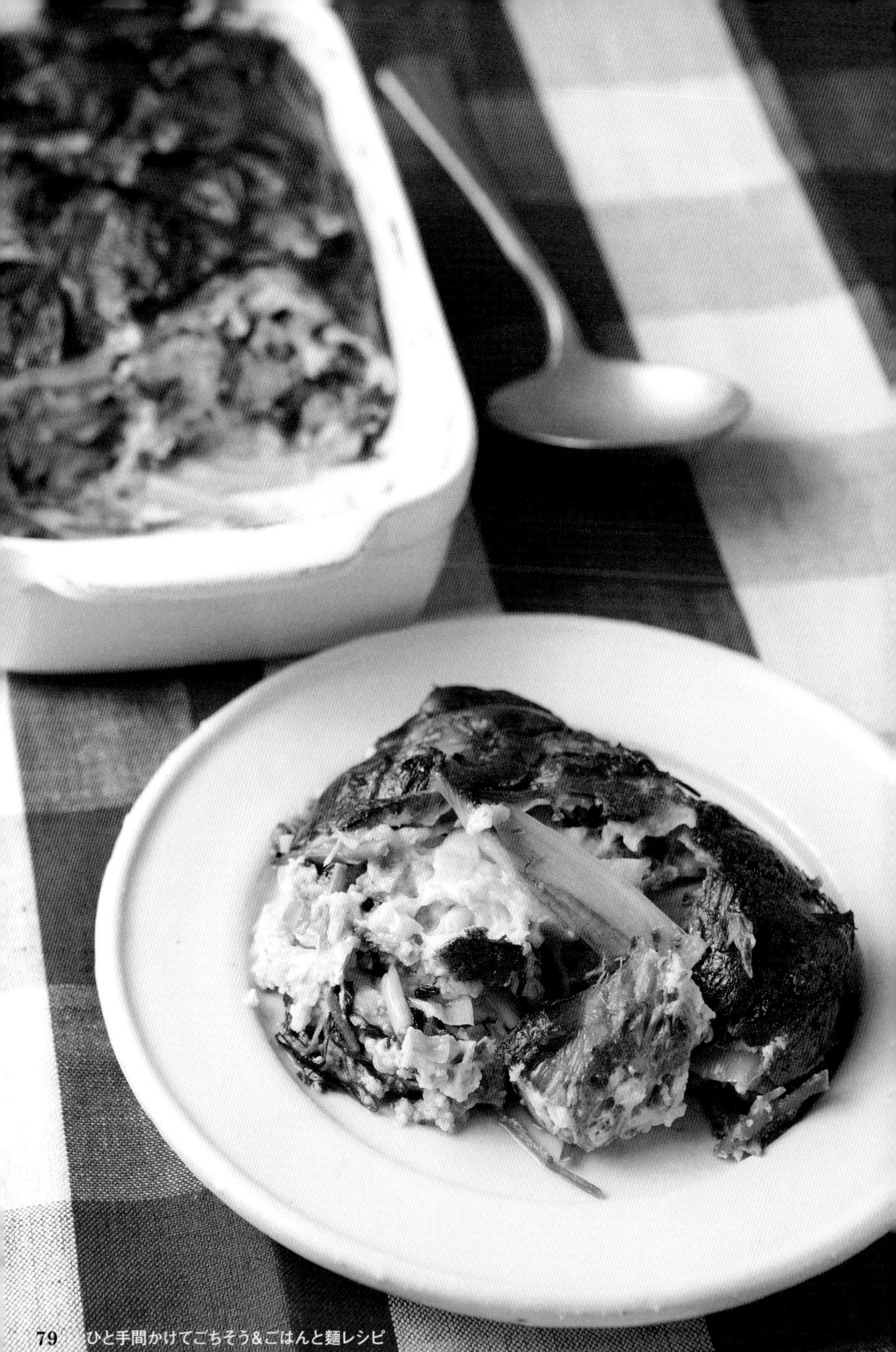

さけ缶

ときにはひと手間かけて、さけ缶をごちそうコロッケに

さけのクリームコロッケ

DHA	0.40g
Ca	236mg
378kcal	塩分 1.1g

材料 2人分

さけ水煮…1缶（180g）
玉ねぎ…¼個
ホールコーン…30g
バター…大さじ½
塩、こしょう…各少々
薄力粉…大さじ2
牛乳…½カップ
A　薄力粉…適量
　　溶き卵…適量
　　生パン粉…適量
揚げ油…適量
キャベツ…適量
レモン…適量

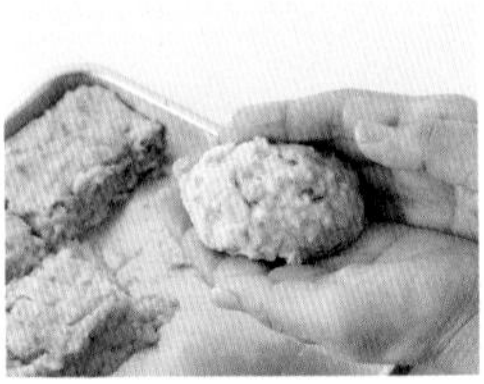

たねは冷蔵庫で冷やすのがコツ。しっかり固まるので手で丸めやすく、成形がラク。

1 玉ねぎはみじん切りにし、コーンと一緒にバターを溶かしたフライパンで炒め、塩、こしょうを振って薄力粉を振り入れ、粉気がなくなるまで炒める。

2 さけを缶汁ごと加え、牛乳も加えて混ぜながら火を通し、ぽってりととろみがついたらバットに移す。粗熱がとれたら冷蔵庫でよく冷やし、固める。

3 手に薄くサラダ油（分量外）を塗り、**2**を4等分して丸め、Aを順にまぶして衣をつける。170〜180℃の揚げ油でこんがり揚げる。

※生パン粉は、ドライパン粉に霧を吹いて代用しても。

4 器に盛り、せん切りにしたキャベツ、レモンを添え、あればパセリを飾る。

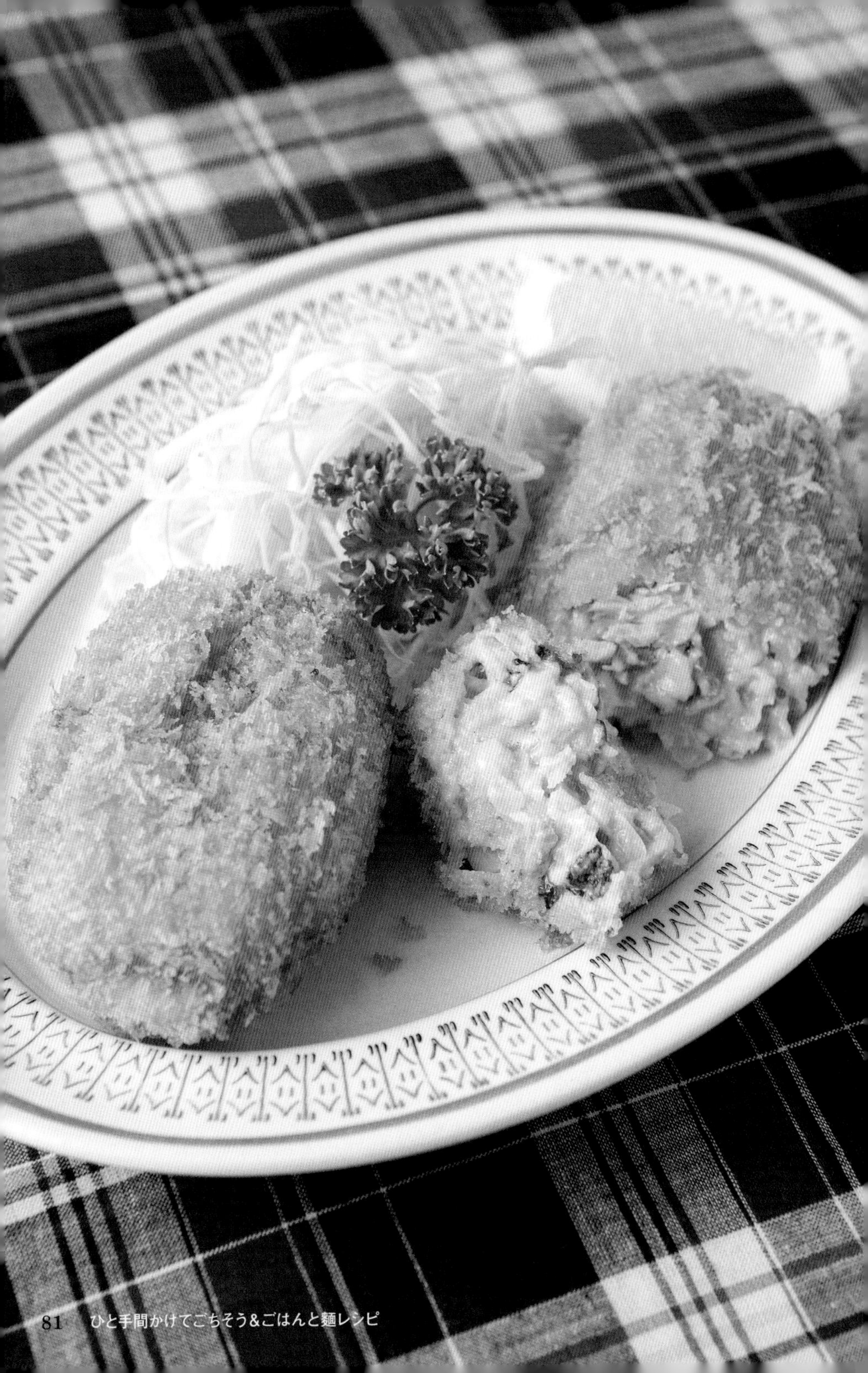

オイル
サーディン

サーディンのアクアパッツァ風

缶詰で簡単にできるイタリアン。おいしい煮汁はパンにひたして

DHA	2.21g
Ca	208mg
389kcal	塩分 1.3g

材料 2人分

サーディン…1缶（200g）
ミニトマト…10個
黒オリーブ（種抜き）…10個
アンチョビ…1枚
にんにく…1片
赤唐辛子…1本
イタリアンパセリ…適量
オリーブ油…大さじ½

1 ミニトマトはへたを取り、アンチョビはみじん切り、にんにくはたたきつぶす。

2 フライパンにサーディンを缶汁ごと入れ、にんにく、赤唐辛子を加えて中火にかける。煮立ったらトマト、アンチョビ、オリーブ、湯¼カップを加え、すぐに蓋をして4～5分煮る。

3 全体になじんだら火を止めてオリーブ油（写真ａ）をかけ、器に盛り、刻んだイタリアンパセリを散らす。

白澤先生
より
ひと言

オリーブ油で
コレステロールをダウン

　ギリシャ・クレタ島の人々は、世界で最も多く油を摂っていますが、心臓病とがんが少ないことで知られます。この矛盾のわけは、オリーブ油にありました。摂取している油のうち約7割が、オリーブ油だったのです。

　オリーブ油は、血液中の総コレステロール量を下げますが、善玉コレステロールは下げません。また、血圧を下げる作用もあります。こうした効果が高いのは、精製度の低いエクストラバージンオイル。おすすめです。

a

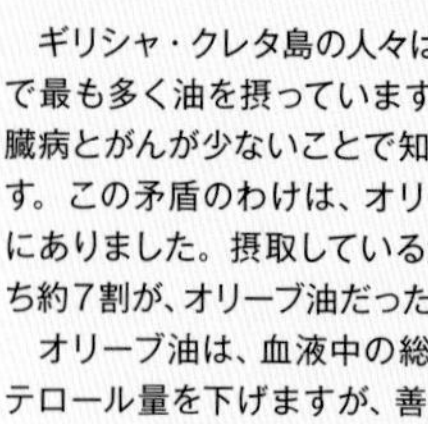

仕上げのオリーブ油はエクストラバージンオリーブ油を使う。メーカーや製品ごとに香りが違うもの。いろいろ使って好みのものを選ぶとよい。

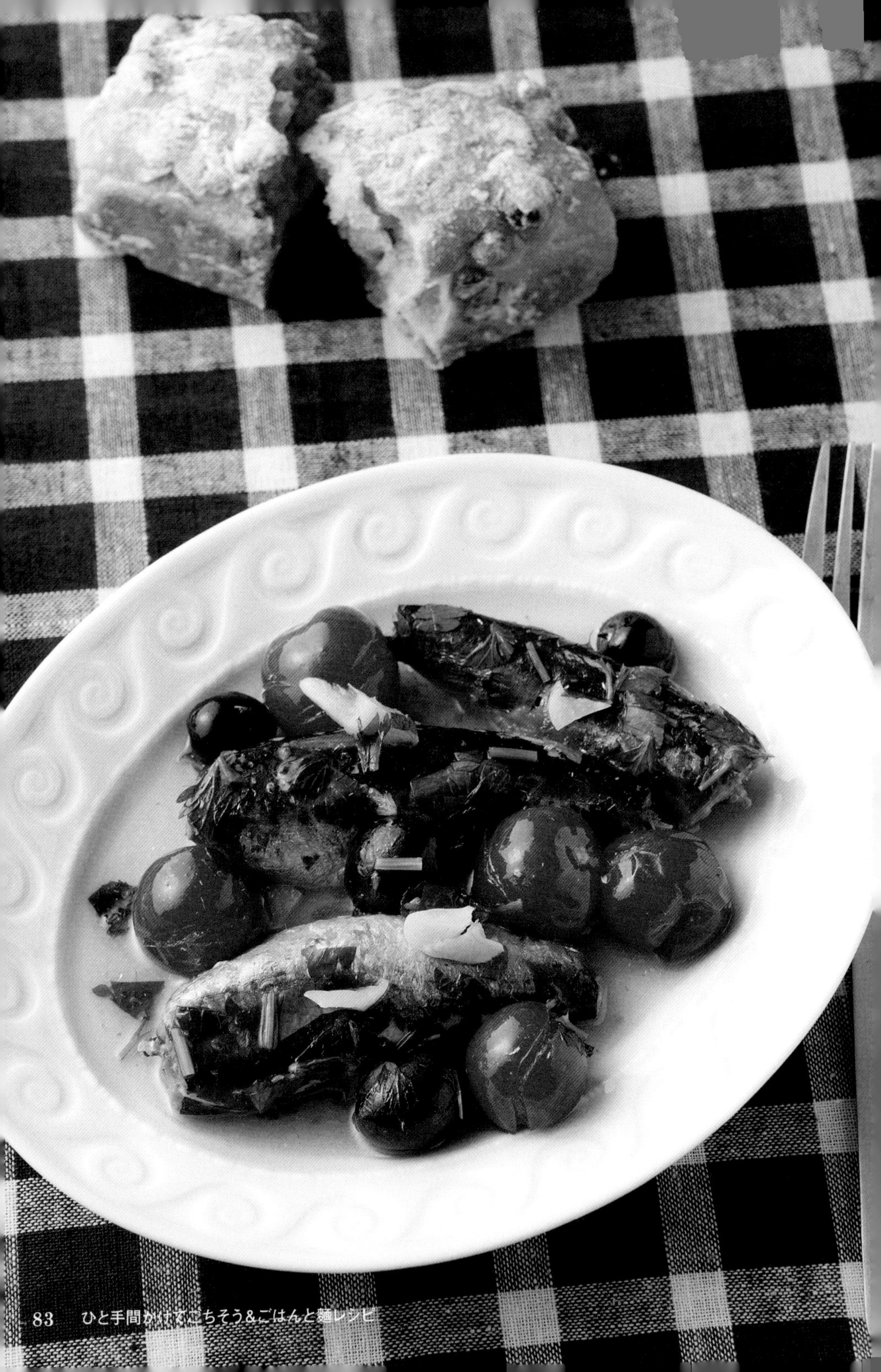

さけ缶

さけと白菜、きのこの雑穀雑炊

さけの缶汁にだしをプラス。濃いうまみを雑穀にしみ込ませます

DHA	0.49g
Ca	201mg
322kcal	塩分 0.9g

材料 2人分

さけ水煮…1缶（180g）
白菜…150g
まいたけ…1パック
えのきだけ…1パック
雑穀ごはん…200g
だし…1.5カップ
塩…少々
※雑穀ごはんについては写真a参照。

a
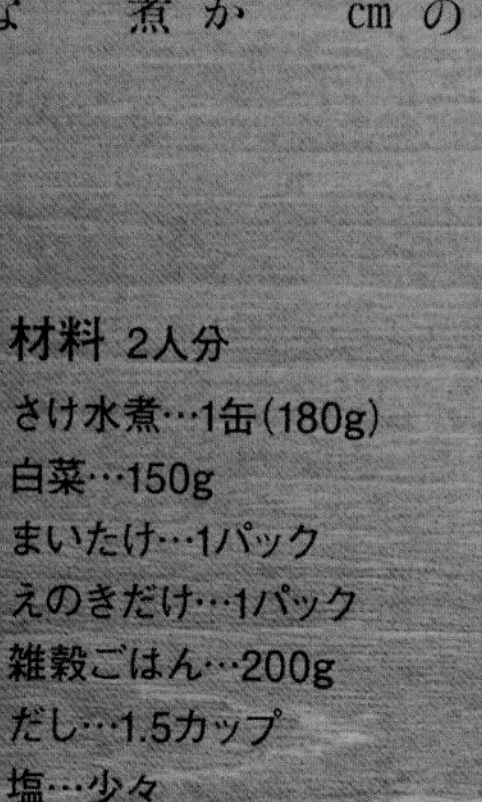

雑穀ごはんは、写真のような市販の雑穀ミックスを米に好みの量加えて炊く。雑炊にすると白飯よりべたつかず、さらっと仕上がる。

1 白菜はひと口大に切る。まいたけはひと口大に裂き、えのきだけは根元を落として3cm長さに切ってほぐす。

2 鍋にだしを入れて中火にかけ、さけを缶汁ごと加えて煮立てる。

3 **1**を加えて煮立て、しんなりしたらごはんを加えてひと煮し、塩で味を調える。

白澤先生よりひと言

精製度の低い糖質を選ぶ

糖質の摂りすぎは、寿命を縮める（P70参照）ほか、精神状態にも影響を与えます。とくに白米、白パン、白砂糖など、精製度の高い糖質は、血糖値を急上昇させたあと急降下させるので、イライラしたり、うとうと眠くなったり、だるくなったりするのです。

精製度の低い糖質は、玄米、分づき米、全粒粉のパンやパスタなど。ゆっくり消化吸収されるので、血糖値が急上昇しにくいのです。このレシピのように、白米に雑穀を混ぜてもよいですね。

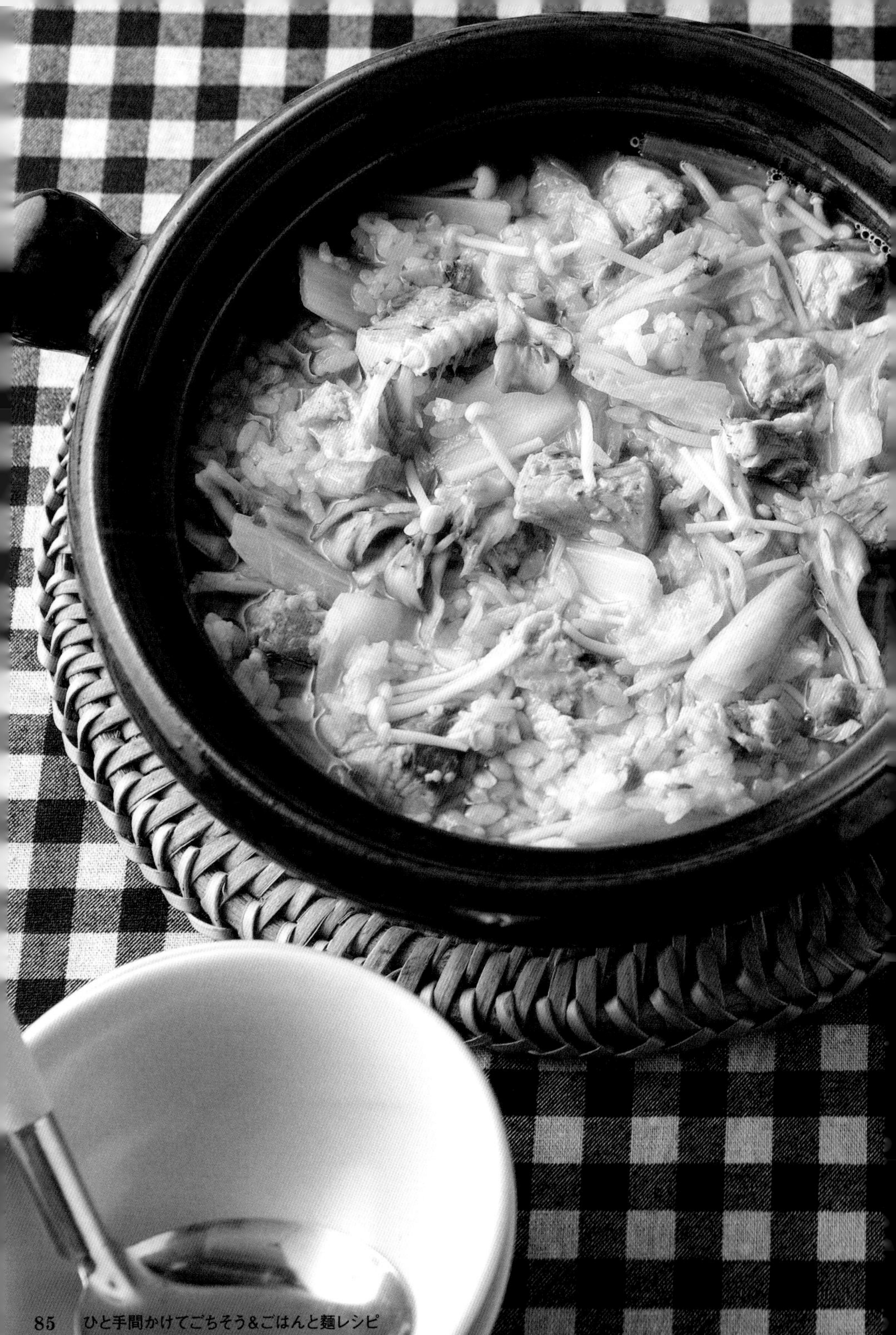

さけ缶

さけ缶たっぷり、そば少なめ。ダイエット中の昼食にもどうぞ

さけのなめこおろしそば

材料 2人分

さけ水煮…1缶（180g）
なめこ…1袋
大根…150g
長ねぎ…5㎝
そば（乾麺）…100g
だし…2.5カップ

A
- みりん…大さじ1
- しょうゆ…小さじ½
- 塩…小さじ½

1 なめこはざるに入れてさっと洗い、水気をきる。大根はすりおろしてざるに入れ、汁を分ける（写真a）。長ねぎは小口切りにし、さっと洗って水けをきる。

2 鍋にだしを入れて中火にかけ、Aで調味し、さけを缶汁ごと加える。大根おろしの汁も加えて煮立て、なめこを加えてひと煮する。

3 そばをゆでて冷水で洗い、水気をきって熱湯にくぐらせ、器に盛る。熱くした**2**をかけ、大根おろしと長ねぎをのせる。

a

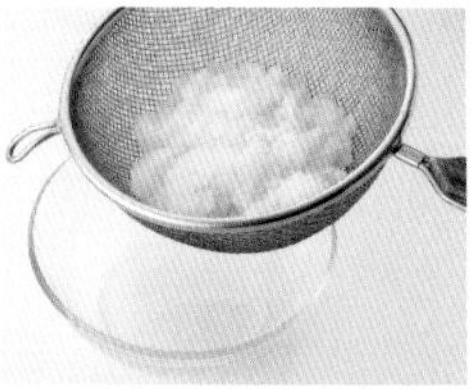

大根おろしは、最後に汁ごと入れると全体が冷めてしまうので、汁を分けてだしに加える。

DHA	0.49g
Ca	200mg
344kcal	塩分 2.4g

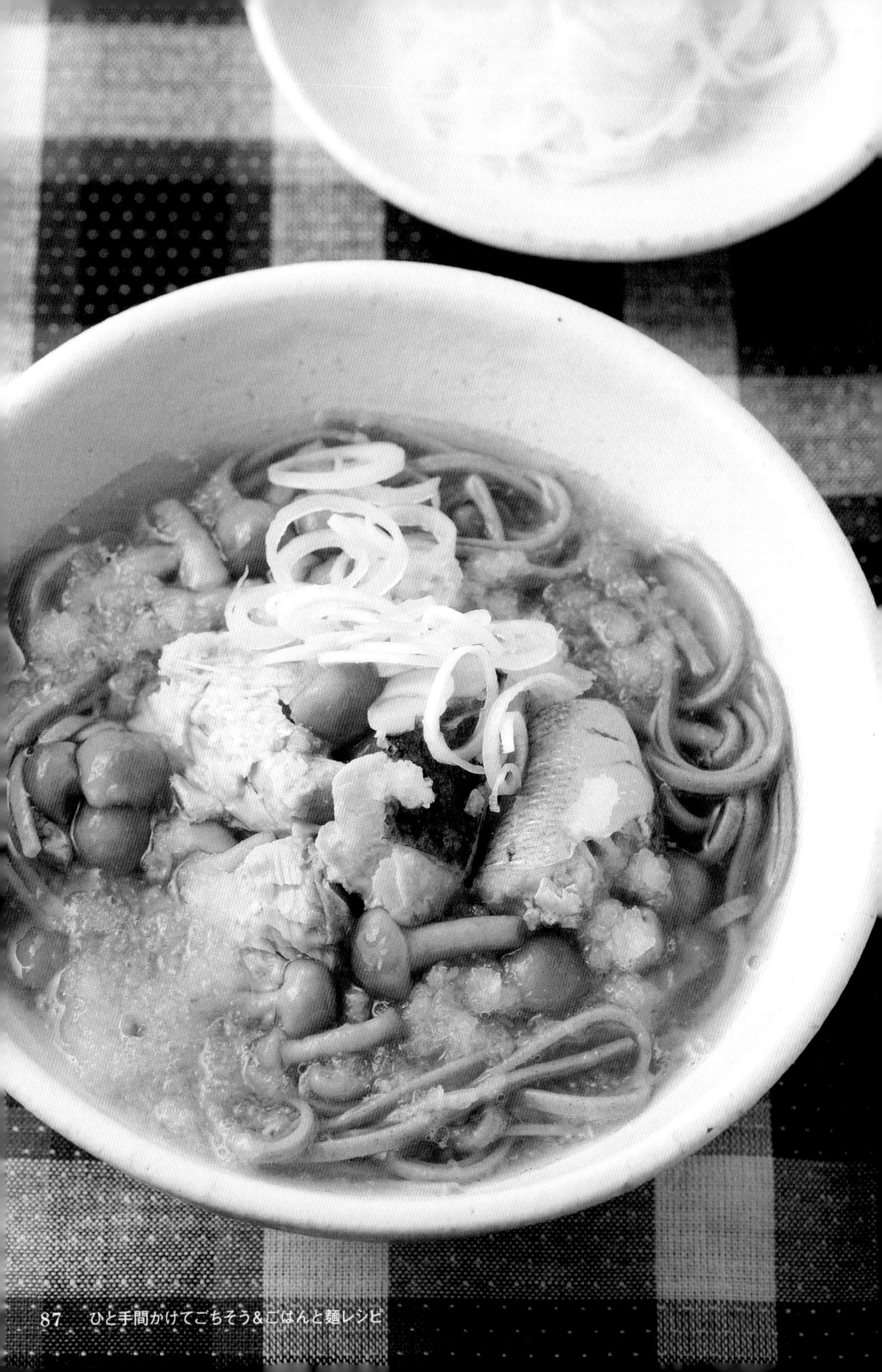

さば缶

さばと大根の炊き込みごはん

缶汁で炊くからだしは不要。味つけも少しのしょうゆで十分です

DHA	1.30g
Ca	145mg
263kcal	塩分　1.4g

材料 4人分

さば水煮…1缶（200g）
大根…200g
しょうが…20g
米…1合
塩…小さじ⅓
しょうゆ…小さじ1
穂じそ…適量

a
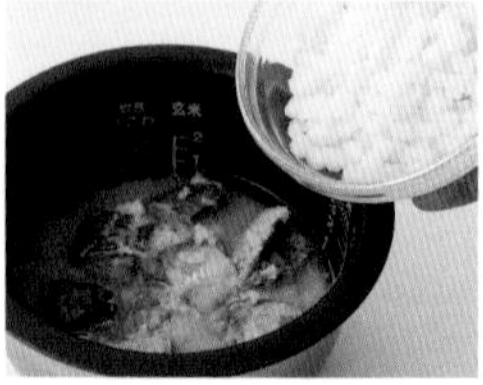

大根で増量すると米が少なくても満足感あり。そのまま炊き込むと水っぽくなるので、下ごしらえで水分を抜くのがコツ。

1 さばはざるに入れて身と缶汁に分ける。米はといでざるに上げ、水気をきる。

2 大根は7～8㎜角に切り、塩を振り混ぜてしんなりさせ、水洗いして水気をしぼる。しょうがはみじん切りにする。

3 炊飯器に米、さばの缶汁、しょうゆを入れ、1合の目盛まで水を加えて混ぜる。平らにならしてさばの身をざっとほぐして広げ、大根をのせ、しょうがを散らして炊く（写真a）。

4 炊き上がったら全体を混ぜて器に盛り、穂じそを散らす。

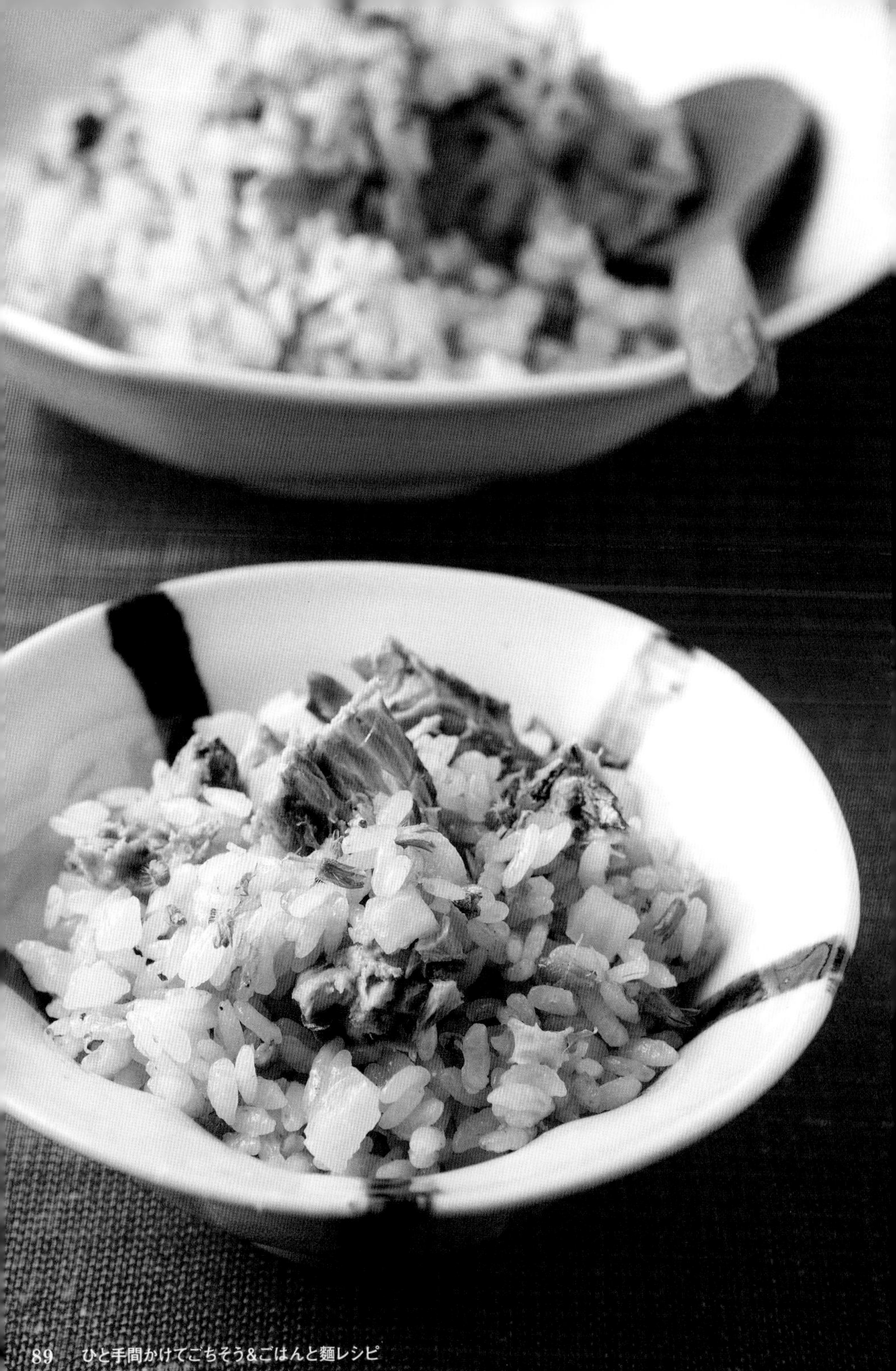

オイル
サーディン

サーディンと漬け物の混ぜずし

焼き魚のように香ばしいサーディンを漬け物の酸味で引き立てて

DHA	0.77g
Ca	95mg
316kcal	塩分 1.1g

材料 2人分

サーディン…1缶（100g）
ごはん…200g
A しば漬け…20g
　たくあん…20g
　野沢菜漬け…20g
B 酢…大さじ2
　砂糖…大さじ½
白いりごま…適量

1 サーディン（写真a）は油をよくきり、粗くほぐす。Aの漬け物はみじん切りにする。

2 Bをよく混ぜ、あたたかいごはんに加えて混ぜ、サーディンと漬け物も加えてさっくり混ぜる。

3 器に盛り、いりごまを振る。

a
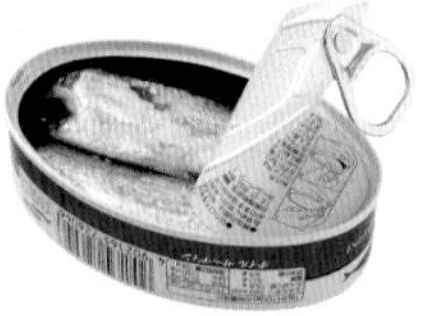

油気があるとおすしがすっきり仕上がらないので、油をしっかりきってから使う。

白澤先生
より
ひと言

**酢の効果で
カルシウム吸収をアップ**

酢には、カルシウムの吸収をよくする働きがあります。魚缶のカルシウムを効率よく摂取するには、このおすしのように酢で味つけするのはよいですね。酢のなかでも、血糖値の上昇を抑えるといわれる黒酢はとくにおすすめです。アミノ酸が豊富なのでうまみが濃く、料理の味も上げてくれるでしょう。

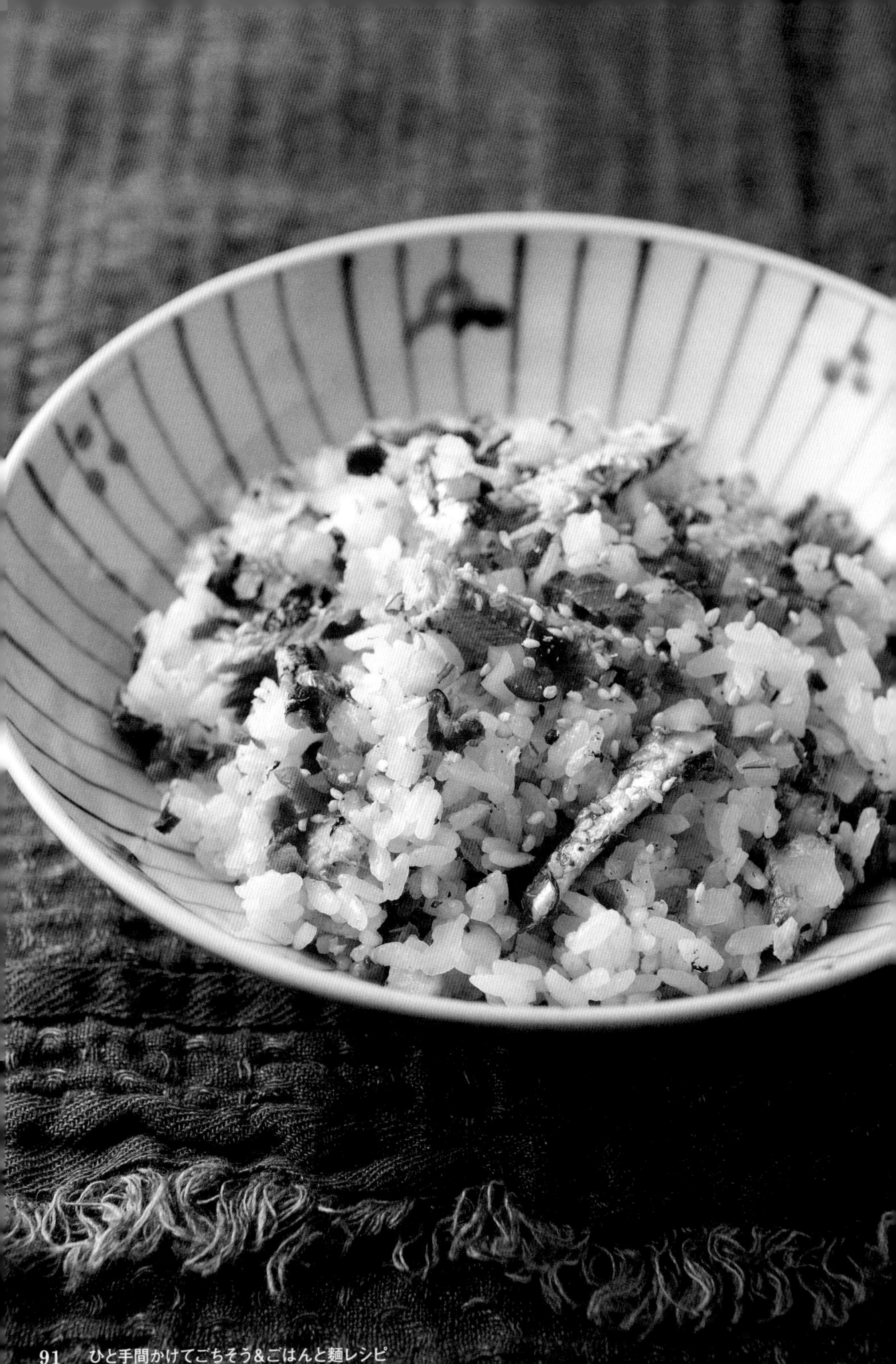

ツナ缶

ツナとカリフラワーのみぞれ鍋

色あいも味もやさしく、体が芯からあたたまる鍋です

DHA	0.12g
Ca	77mg
216kcal	塩分 2.8g

材料 2人分

ツナ…2缶（160g）
カリフラワー…300g
大根…300g
小ねぎ（小口切り）…適量
A
- だし…2カップ
- みりん…大さじ1
- しょうゆ…小さじ$\frac{1}{2}$
- 塩…小さじ$\frac{1}{2}$

1 カリフラワー（写真a）は小さめに切り分ける。大根はすりおろしてざるに入れ、汁を分ける。

2 鍋に大根おろしの汁、Aを入れて中火にかけ、煮立ったらカリフラワー、ツナを缶汁ごと加え、4〜5分煮る。

3 カリフラワーに火が通ったら大根おろしを広げ入れ、ひと煮して火を止め、小ねぎを散らす。

a

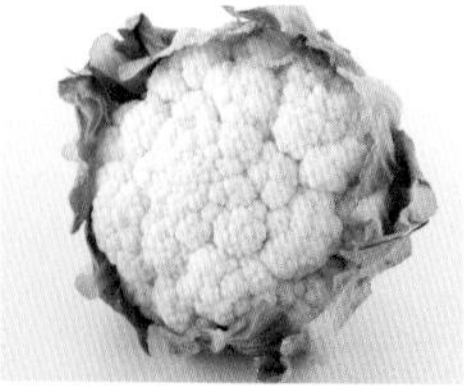

カリフラワーは、魚缶のカルシウムの効率をアップするビタミンCが豊富で、加熱しても損失しにくい特徴がある。

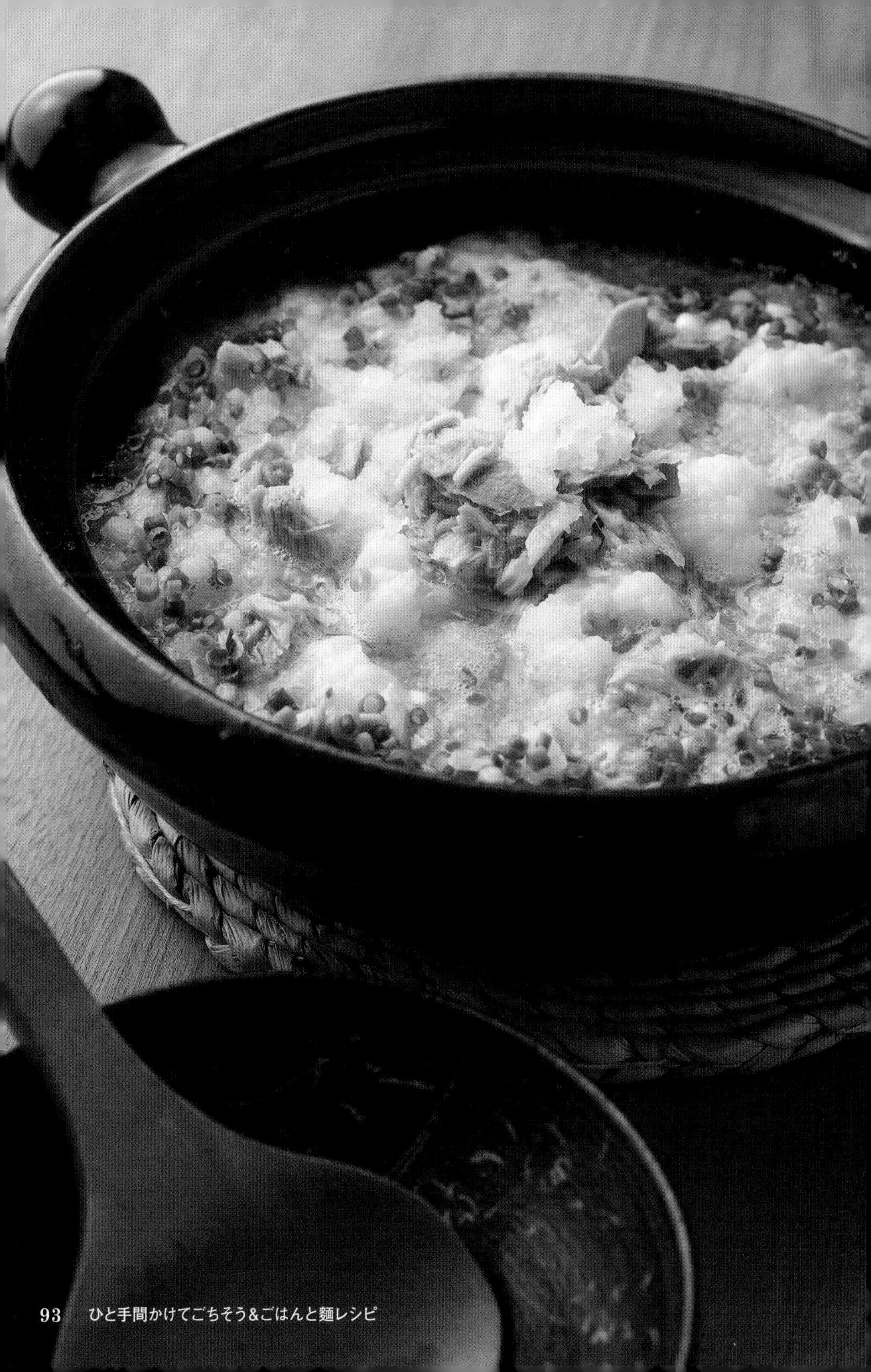

さんま缶

魚缶をひき肉の代わりにすれば、調味料もいらなくて簡単！

さんまとにらの餃子

DHA	0.67g
Ca	90mg
331kcal	塩分 0.4g

材料 2人分

さんま水煮…1缶（150g）
にら…½束
餃子の皮…12枚
A 薄力粉…大さじ1
　水…½カップ
オリーブ油…大さじ1
ごま油…大さじ1

1 さんまは汁気を軽くきり、身をつぶすようにして細かくほぐす。にらは細かい小口切りにし、さんまと合わせてよく混ぜる（写真a）。

2 餃子の皮に**1**を等分にのせ、縁に水を塗って包む。

3 フライパンにオリーブ油を熱し、餃子を並べ入れてこんがりするまで焼き、Aを混ぜてまわしかけ、蓋をして蒸し焼きにする。皮が透き通ったら蓋をとり、水気がなくなるまで焼く。

4 鍋肌からごま油をまわし入れ、カリッと焼き上げて器に盛り、あれば香菜を添える。

a
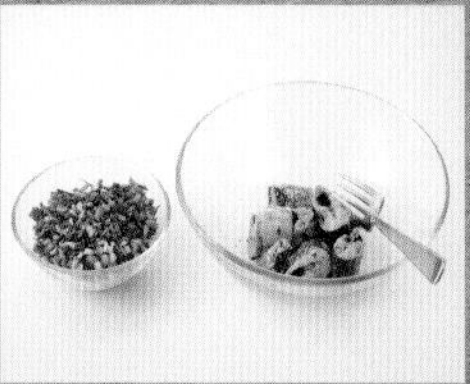

具はさんま缶とにらだけ。調味料を加えなくても、さんまの塩気とにらの風味で十分おいしい。

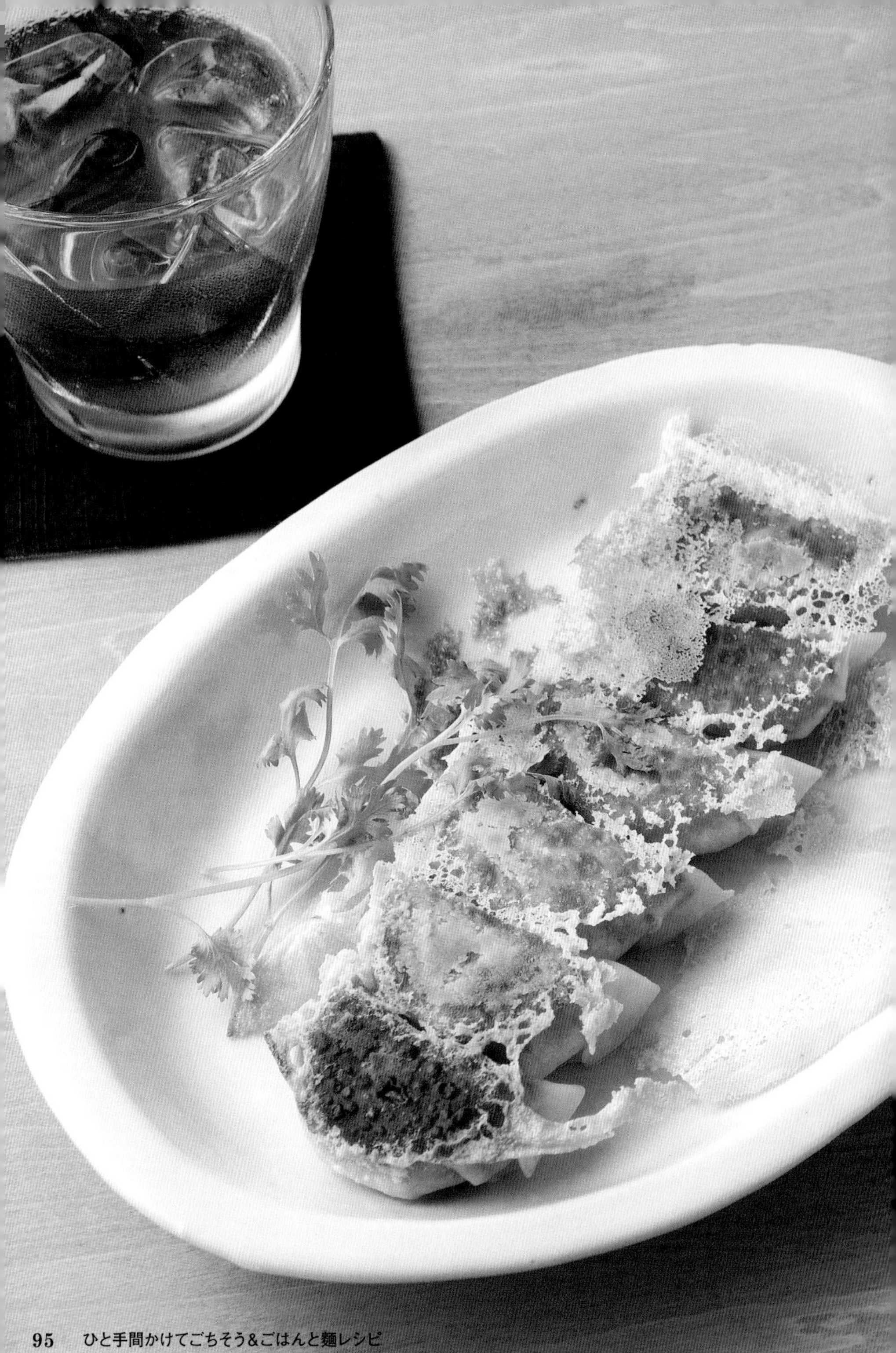

さけ缶

さけの黒酢あんかけ

甘さ控えめで酸味をきかせ、焼いたさけ缶の味を生かします

DHA	0.40g
Ca	147mg
190kcal	塩分 1.1g

材料 2人分

さけ水煮…1缶（180g）
赤パプリカ…¼個
セロリ…¼本
片栗粉…適量
ごま油…大さじ½

A
- 黒酢…¼カップ
- 水…大さじ2
- レモン汁…大さじ1
- しょうゆ…小さじ½
- 砂糖…大さじ¼
- 片栗粉…小さじ2

1 さけは形をくずさないようにしてざるに入れ、汁気をよくきる。

2 パプリカ、セロリは1.5㎝角に切り、ごま油を熱したフライパンでさっと炒めて取り出す。

3 **2**の油が残ったフライパンを洗わずに中火で熱し、さけに片栗粉をまぶして並べ入れ、全体をカリッと焼き上げて器に盛る。

4 小鍋にA（写真a）を合わせて混ぜ、中火にかけてかき混ぜながら煮立て、とろみがついたら焼いたさけにかけ、**2**をのせる。

a
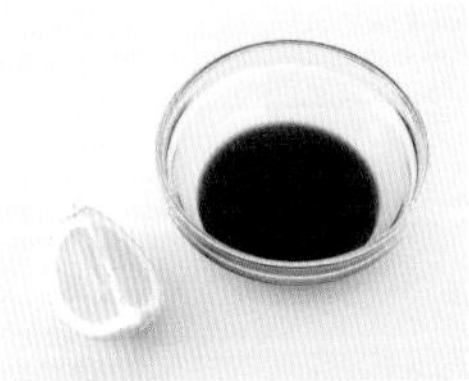
レモンをプラスすることで黒酢特有の香りがやわらぎ、ビタミンCによって魚缶のカルシウムとたんぱく質の効率がアップする。

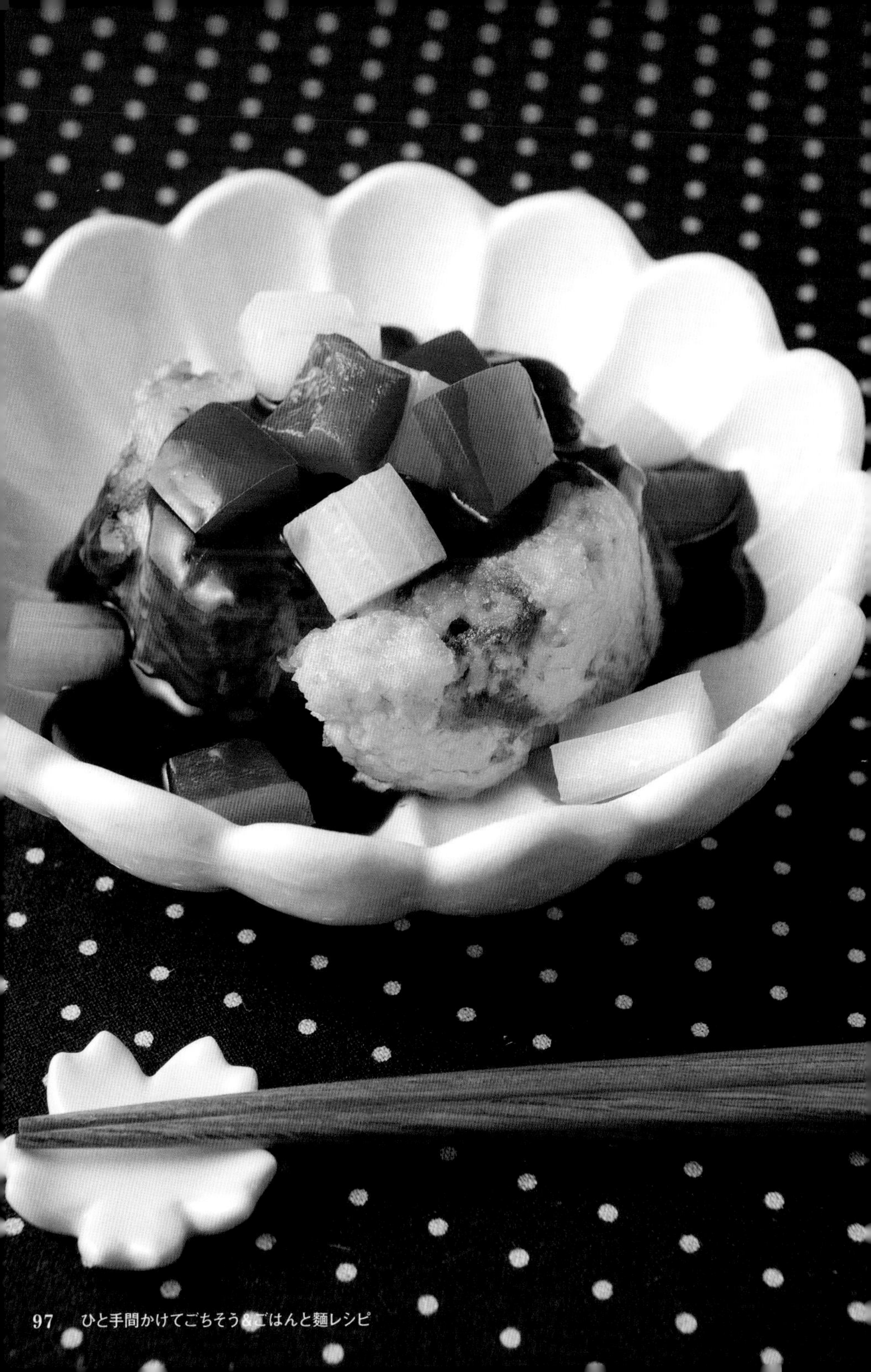

さんま缶

さんまと春菊のチャーハン

春菊の香り、玄米のコクがさんまと好相性です

DHA	1.13g
Ca	200mg
343kcal	塩分 1.6g

材料 2人分

さんま水煮…1缶（150g）
春菊…100g
長ねぎ…10cm
玄米ごはん…200g
塩、こしょう…各少々
しょうゆ…大さじ½

1 春菊は軸のほうから細かく刻む。長ねぎは粗みじん切りにする。

2 フライパンにさんまを缶汁ごと入れて中火にかけ、ほぐしながら汁気がとぶまで炒める。

3 さんまがパラパラになってきたら玄米ごはん（写真a）を加えて炒め合わせる。ごはんとさんまがなじんだら、**1**を加えて手早く炒め合わせ、塩、こしょうで味を調える。最後に鍋肌からしょうゆをまわし入れて混ぜる。

a

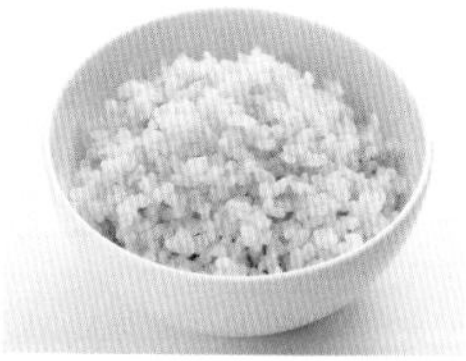

玄米ごはんは、炒めてもべたつかないのでチャーハン向き。炊くときは、圧力鍋か炊飯器の玄米モードが簡単だが、どちらもなければ玄米をたっぷりの水にひと晩つけ、翌日つけ水を捨てて炊飯器に入れ、目盛まで水加減して普通に炊飯してもよい。

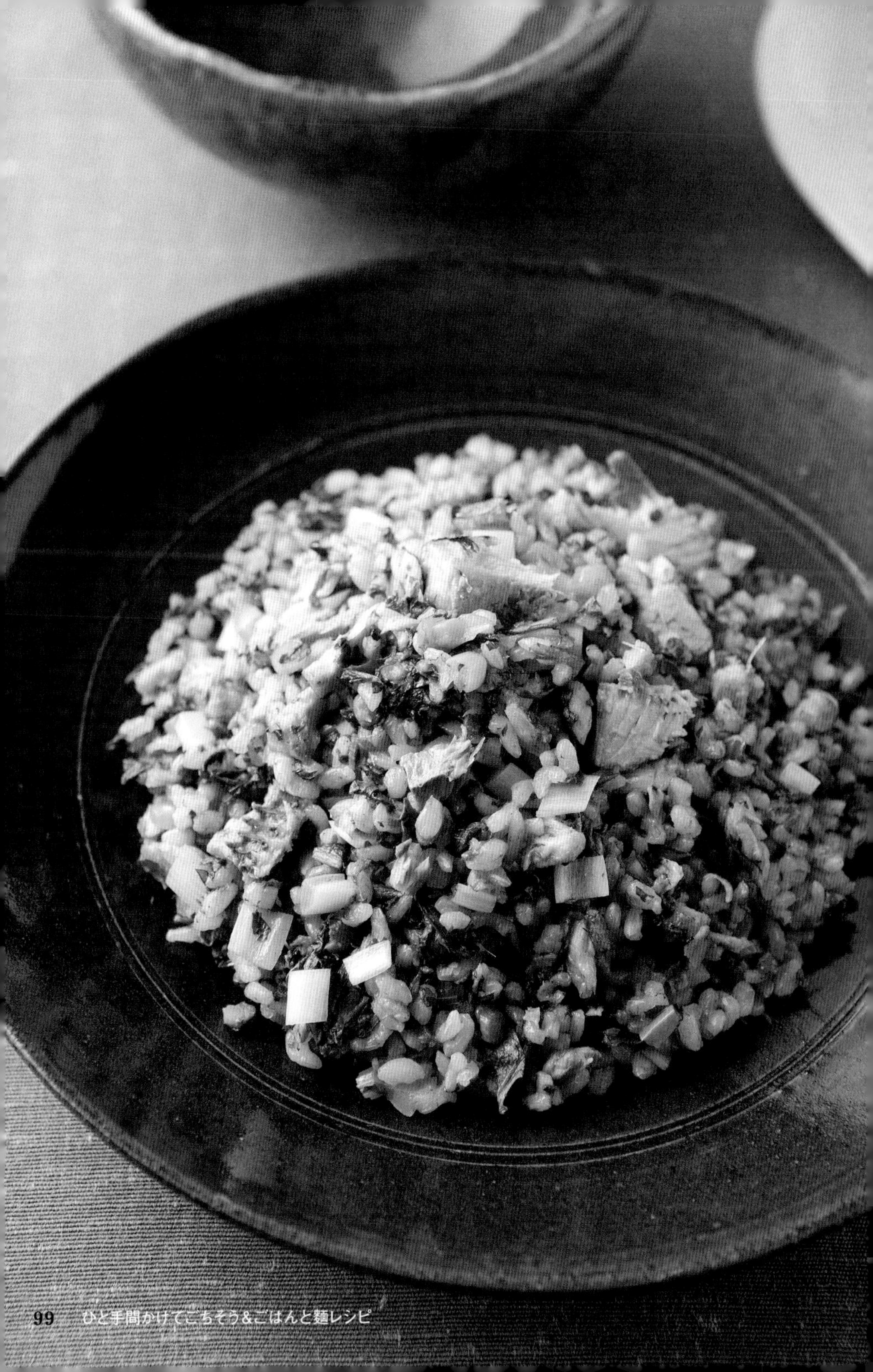

さば缶

さばとレタスのエスニック風水炊き

さばのうまみとエスニック味で、レタスがいくらでも食べられます

材料 2人分

さば水煮…1缶(200g)
レタス…½個
ミニトマト…12個

A
- レモングラス…5～6本
- カー…1～2片
- バイマックルー…2～3枚
- 赤唐辛子…1～2本

B
- ナンプラー…大さじ1
- 砂糖…小さじ1
- にんにく(みじん切り)…少々
- 刻み唐辛子……少々

ライム、香菜…各適量

※AのハーブはすべてドライでOK(写真a)。

1 鍋に水2カップ、Aを入れて10分ほどおく。レタスは大きめにちぎり、ミニトマトはへたをとる。Bを合わせ、食べるときのたれを作る。

2 **1**の鍋を中火にかけ、さばを缶汁ごと加えて煮立て、レタスとトマトを加え、ひと煮する。

3 鍋から取り分けてたれをかけながら食べる。好みでライムをしぼり、香菜を添える。

a
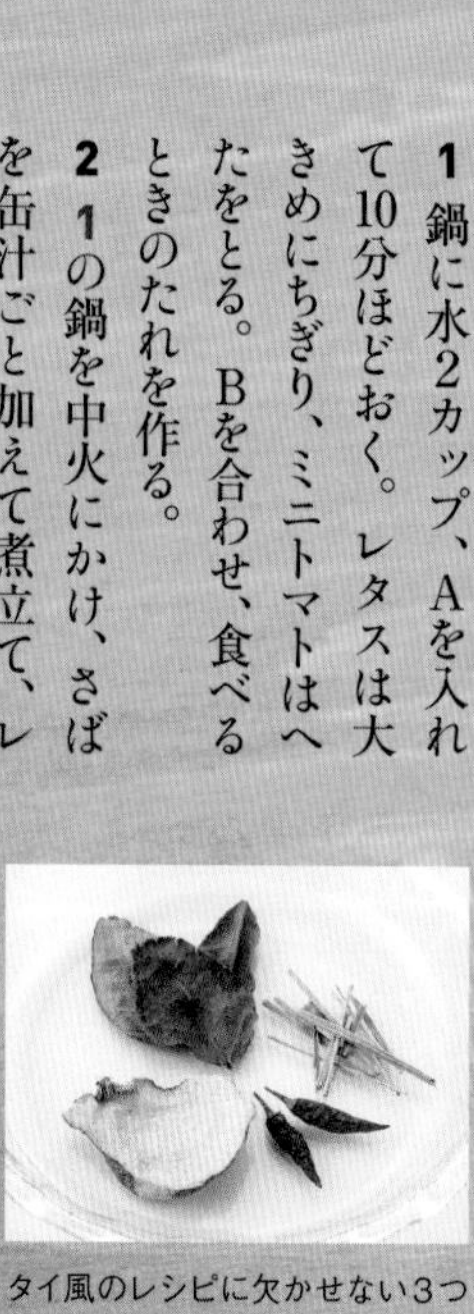

タイ風のレシピに欠かせない3つのハーブと唐辛子。生のものは保存しにくいのでドライが便利。しばらく水につけて香りを引き出すとよい。

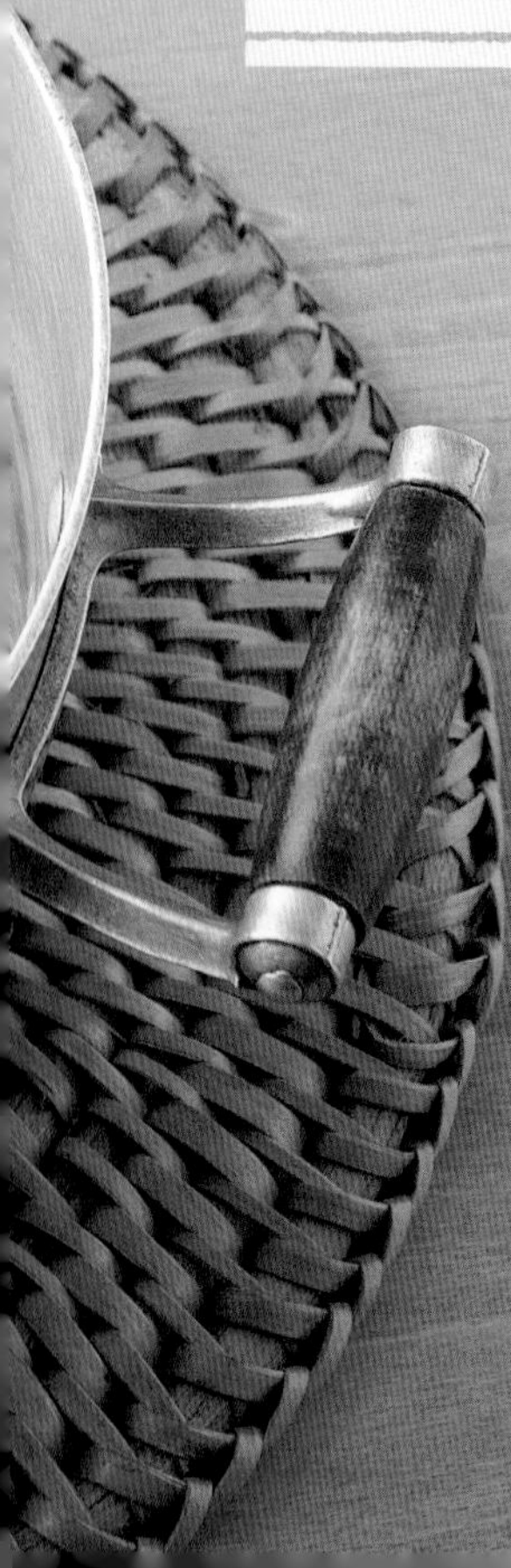

白澤先生より ひと言

ハーブの香りで心身をリフレッシュ!

ハーブには、それぞれ体によい作用を持つ成分が含まれています。日本のハーブでは、青じその抗酸化作用、しょうがの温熱作用などですね。この料理で使っている東南アジアのハーブも、消化促進や発汗など、さまざまな作用が知られています。こうしたハーブの力は、民間療法や伝統医学で経験的にわかっていたことですが、現代科学でも薬理成分の存在と働きが証明されてきています。

また、よい香りをかぐことでリラックスするなどの効果も大きいですね。

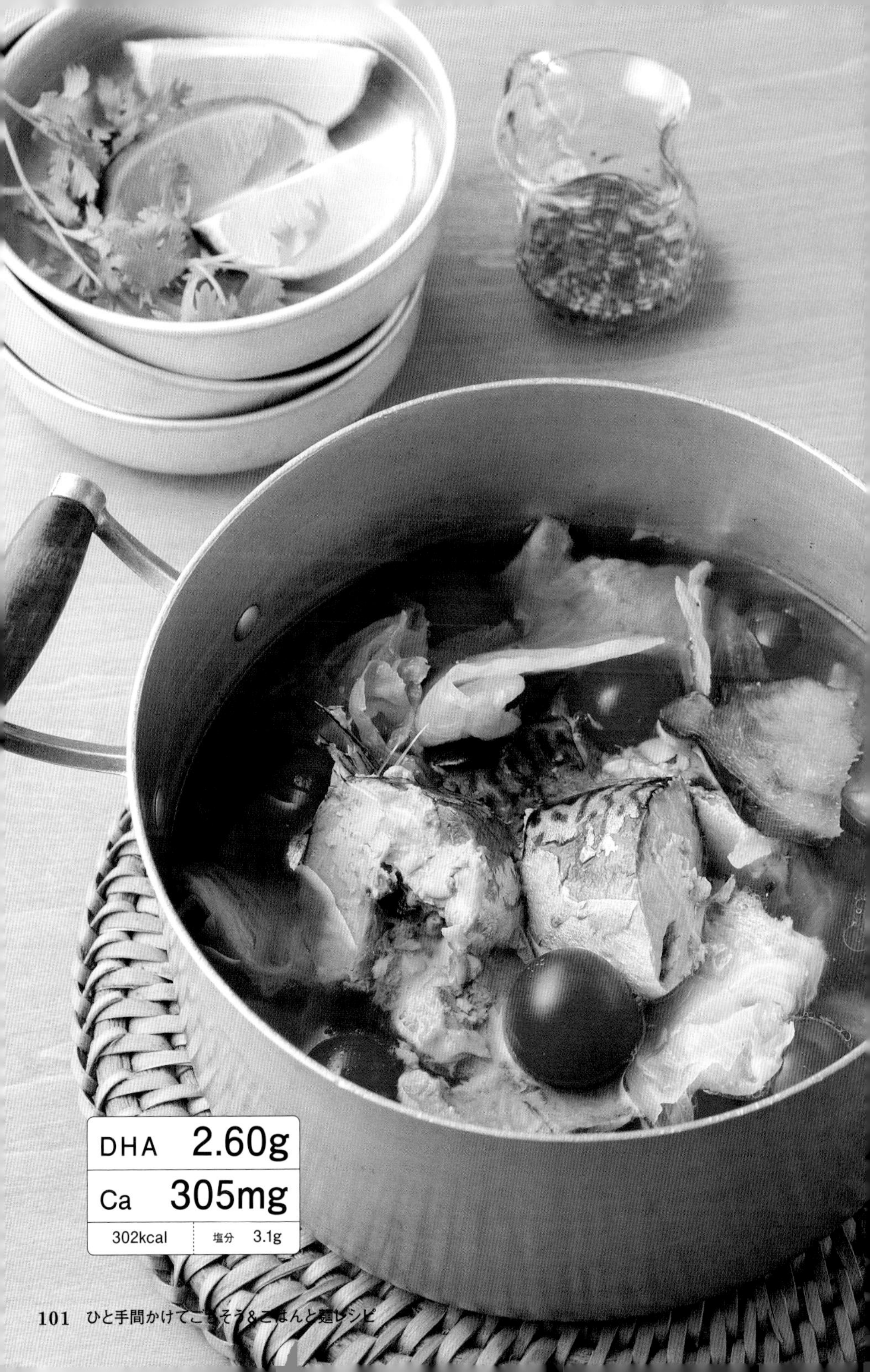

DHA	2.60g
Ca	305mg
302kcal	塩分　3.1g

さんま缶

さんまのココナッツカレー

うまみ十分のタイ風味。さんまを缶汁ごと使うのがコツ

DHA	1.13g
Ca	144mg
333kcal	塩分 1.7g

材料 2人分

さんま水煮…1缶(150g)
なす…1本
エリンギ…2本
玉ねぎ…¼個
にんにく…½片
オリーブ油…大さじ½
A カレー粉…大さじ½
　刻み唐辛子…少々
B ココナッツミルク…¾カップ
　レモングラス…5～6本
　カー…2～3片
　バイマックルー…2～3枚
バジル…適量
ナンプラー…少々
砂糖…少々
※BのハーブはすべてドライでOK
(P100参照)。

1 なすは縦半分に切り、1㎝幅の斜め切りにする。エリンギは7~8㎜幅の斜め切り、玉ねぎは1.5㎝角に切る。にんにくはたたきつぶす。

2 フライパンにオリーブ油を熱し、なす、エリンギ、玉ねぎを炒め、油がまわったらA（写真a）とにんにくを加えて炒め合わせる。

3 さんまを缶汁ごと加え、Bも加える。ときどきかき混ぜながら、なすがやわらかくなるまで7~8分煮る。最後にバジルを加えて混ぜ、ナンプラーと砂糖で味を調える。ごはんを添える（写真は玄米のもち米ごはん）。

a
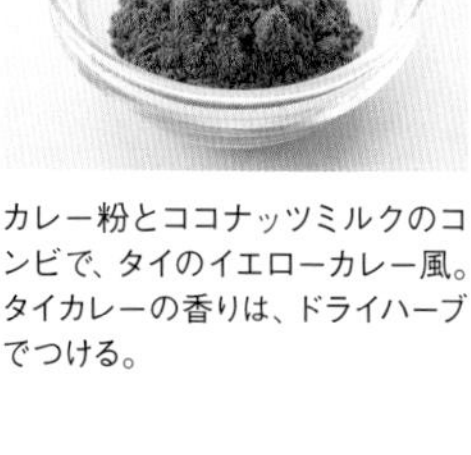
カレー粉とココナッツミルクのコンビで、タイのイエローカレー風。タイカレーの香りは、ドライハーブでつける。

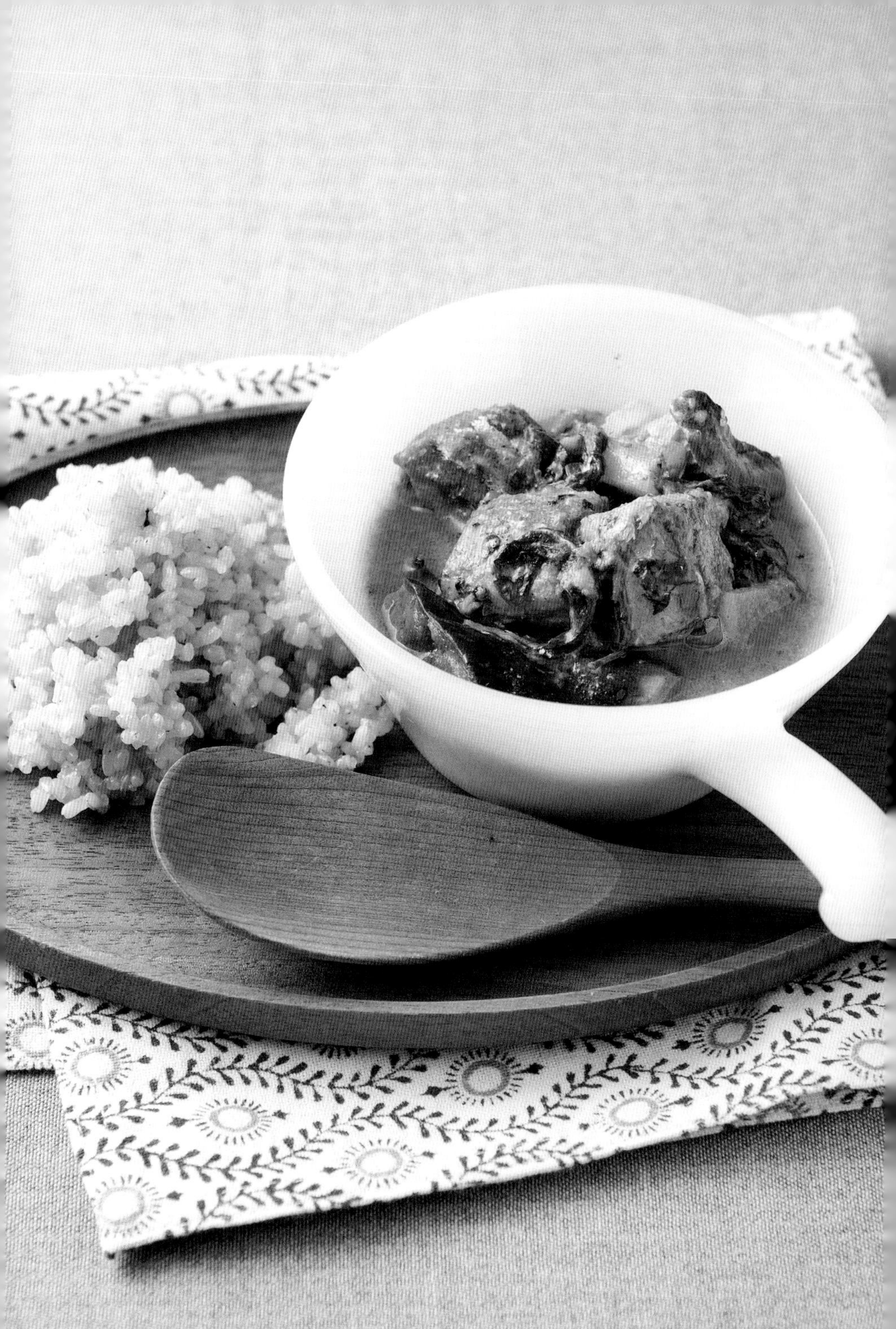

さば缶

みずみずしい生野菜が食感よく、さば缶のうまみとマッチ

さばの生春巻き

DHA	1.82g
Ca	196mg
262kcal	塩分 2.8g

材料 2人分

さば水煮…1缶(200g)
サニーレタス…4枚
赤パプリカ…¼個
小ねぎ…4本
ライスペーパー…4枚
ピーナッツ…2粒
A ナンプラー…大さじ1
　ライム汁…大さじ1
　砂糖…小さじ1

1 さばはざるに入れて汁気を軽くきり、粗くほぐす（写真a）。パプリカは細切りにする。

2 ライスペーパーは水にくぐらせ、乾いたふきんにのせて水けをきり、まな板にのせる。サニーレタス、さば、パプリカ、小ねぎを等分にのせて巻く。食べやすく切って器に盛る。

3 ピーナッツを粗く刻んでAと混ぜ、**2**に添える。

a

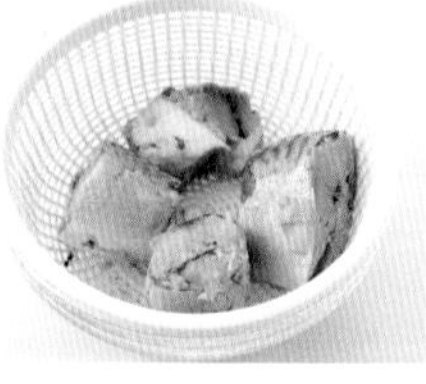

さばの汁気は、適度に残っていたほうが春巻きにうまみがつくので軽くきればよい。

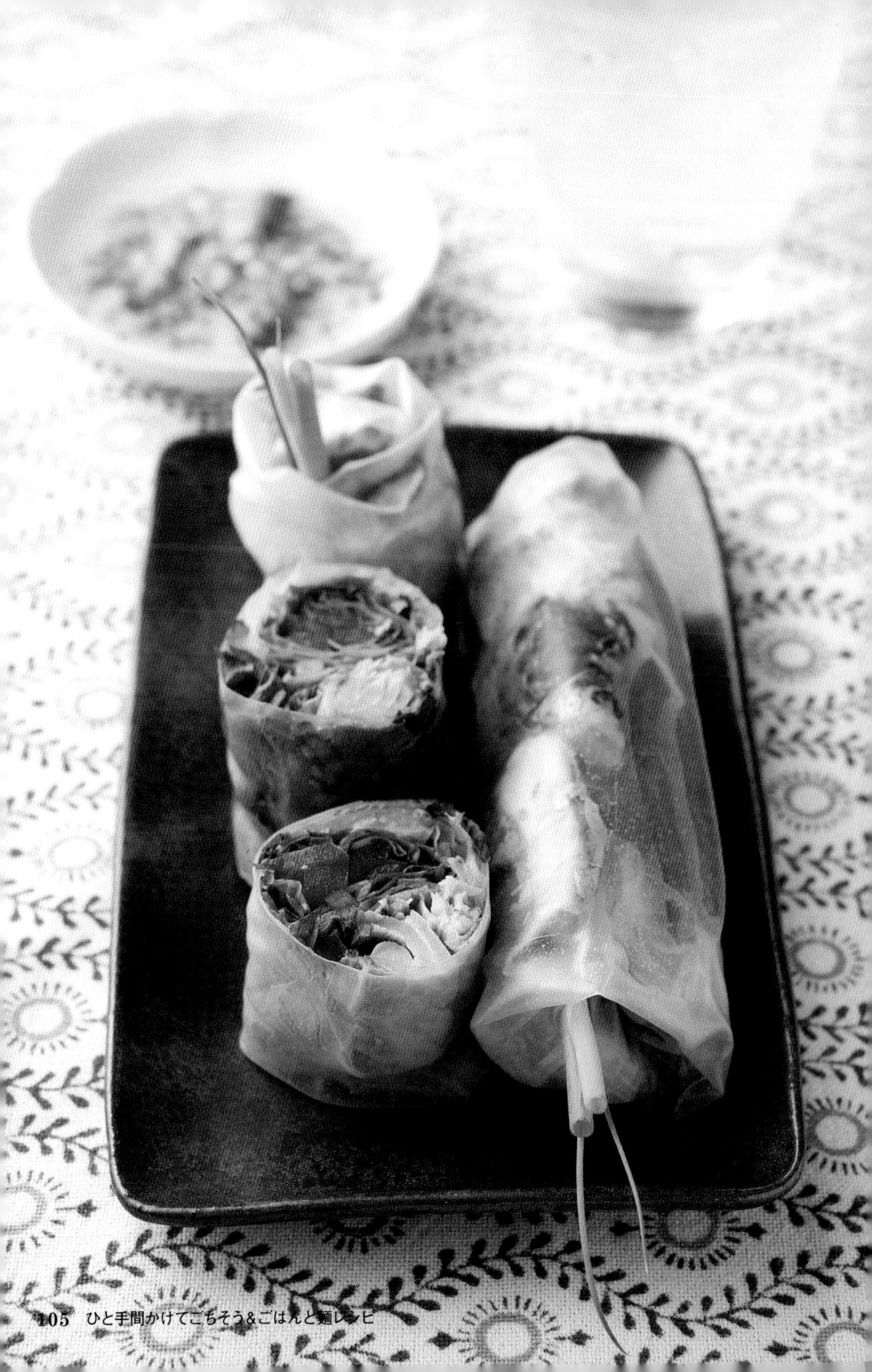

貝の水煮缶レシピ

ほたて
貝柱
水煮缶で

ほたて豆腐

材料 2人分

ほたて貝柱水煮…小1缶（70g）
木綿豆腐…1丁（300g）
長ねぎ…10㎝
しょうが…½片
A 溶き卵…½個分
　酒…大さじ1
片栗粉…大さじ1
ごま油…少々
B かき油…大さじ1
　しょうゆ…大さじ1
　ごま油…小さじ1

1 豆腐はふきんに包んで手でにぎりつぶし、水気をしぼってボウルに入れる。長ねぎとしょうがはみじん切りにして豆腐に加える。
2 ほたてを缶汁ごと加え、Aも加えてよく混ぜ、片栗粉を加えてさらに混ぜる。
3 器の内側にごま油を塗って**2**を入れ、蒸気の上がった蒸し器に入れ、強火で10分ほど蒸す。Bを混ぜたたれを添える。

うまみたっぷりの缶汁ごと使います。
濃いめのたれでアクセントをつけて

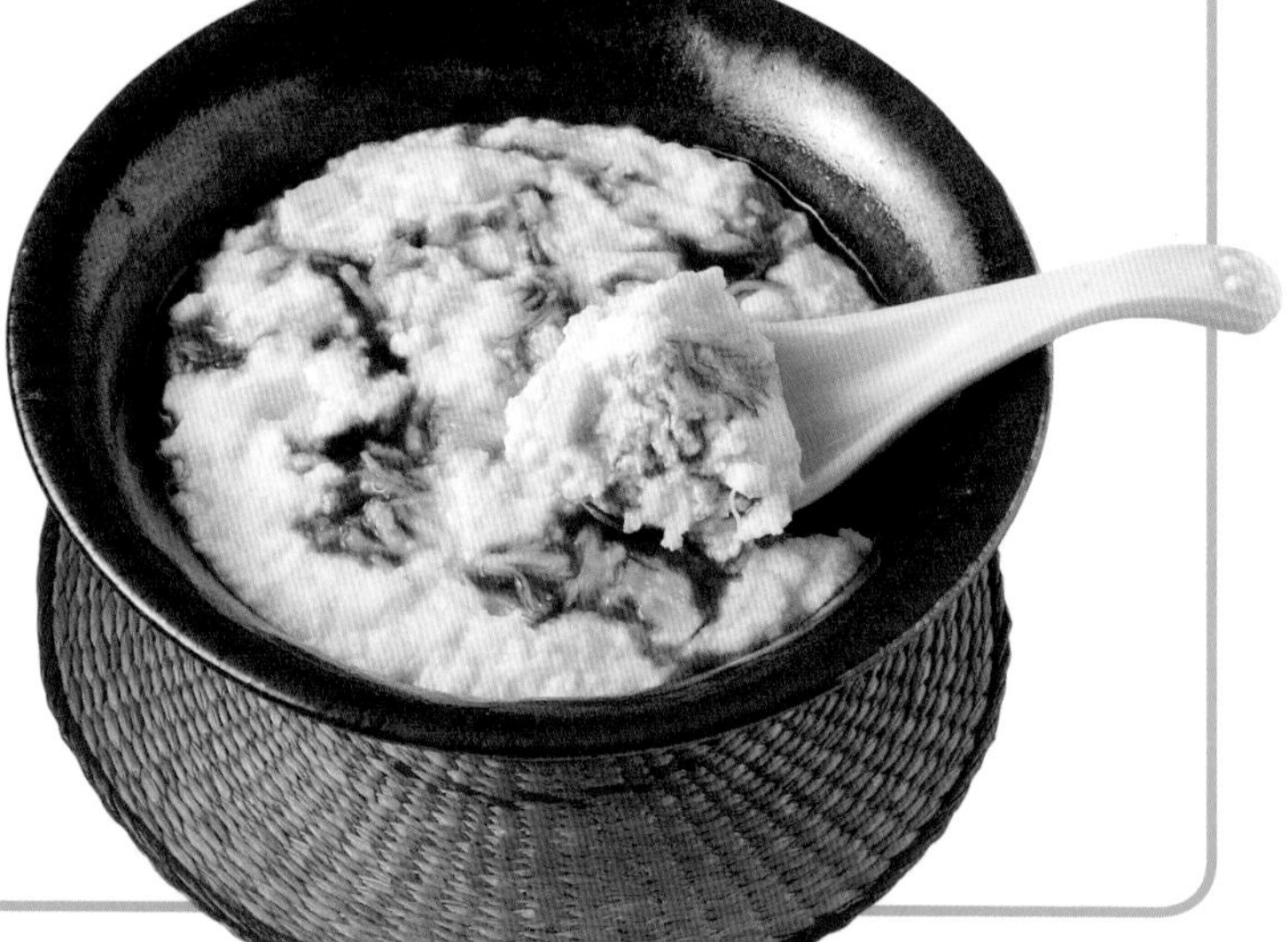

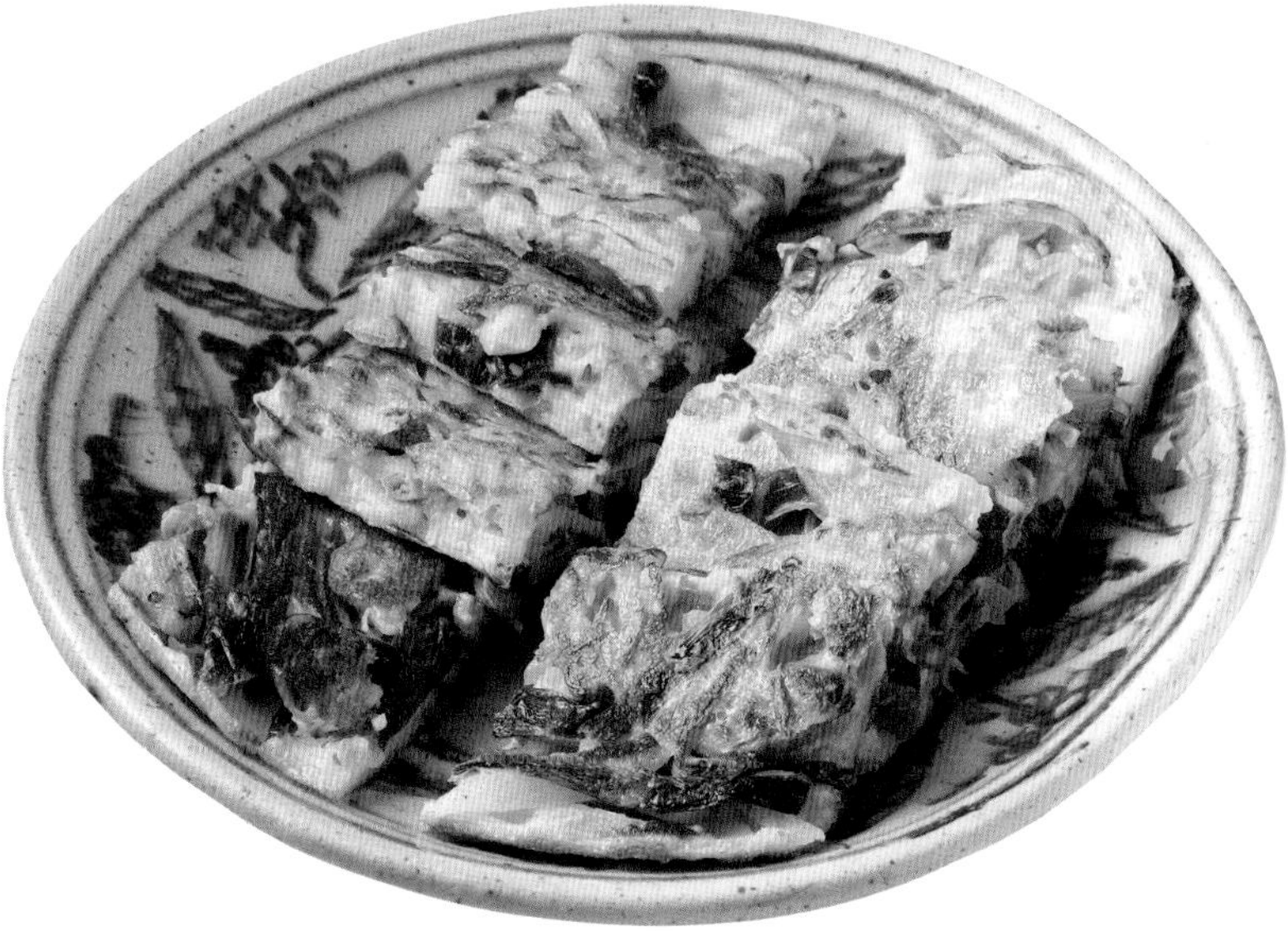

缶汁で作る生地と具材の味を
じっくり焼いて引き出します

あさり
水煮缶で

あさりと野菜のチヂミ

材料 2人分

あさり水煮…1缶(130g)
玉ねぎ…¼個
にら…30g
にんじん…20g
A 薄力粉…50g
　卵…1個
ごま油…大さじ½

1 あさりはざるに入れ、身と缶汁に分ける。缶汁に水を足して½カップにし、Aを加えてなめらかに混ぜ、20〜30分やすませて生地を作る。

2 玉ねぎ、にんじんは細切り、にらは4cm長さに切る。

3 **1**の生地にあさりの身、**2**を加えてよく混ぜ、ごま油を熱したフライパンに流し入れ、表面をならして蓋をし、5〜6分焼く。

4 表面の生地が流れなくなったら返し、蓋をして5〜6分焼く。最後に蓋をとってこんがりと焼き色をつけ、切り分けて器に盛る。

STAFF
撮影　松永直子
デザイン　GRiD
構成・編集　キムアヤン
料理助手　大木詩子

器協力
大文字
https://www.daimonji.biz/
（P24、25、29、31、40、45、49、56、57、59、61）

取材協力
マルハニチロ株式会社

病気を遠ざける！魚の缶詰レシピ

2012年11月30日　初版発行
2024年 1月20日　改訂版初版印刷
2024年 1月30日　改訂版初版発行

監　修　白澤卓二
料　理　検見﨑聡美
発行者　小野寺優
発行所　株式会社河出書房新社
〒151-0051
東京都渋谷区千駄ヶ谷2-32-2
電話　03-3404-1201（営業）
　　　03-3404-8611（編集）
https://www.kawade.co.jp/
印刷・製本　図書印刷株式会社
ISBN978-4-309-29375-2
Printed in Japan

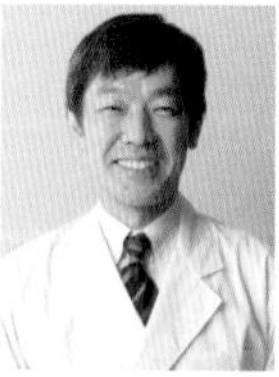

白澤卓二
（しらさわたくじ）

医学博士。白澤抗加齢医学研究所所長、お茶の水健康長寿クリニック院長、Residence of Hope 館林代表、一般社団法人国際予防医学協会理事長、国際個別化医療学会認知症分科会会長。

1958年神奈川県生まれ。

千葉大学医学部卒業後、同大大学院医学研究科修了。

おもな著書に『専門医が教える　高齢者の血糖値コントロール』（幻冬舎）、『ウイルスに負けない！免疫力を上げる最強の方法』（ぱる出版）、『65歳からの病気にならない食べ方大全』（宝島社）、『長寿脳 120歳まで健康に生きる方法』『脳の毒を出す食事』（ともにダイヤモンド社）、『Dr. 白澤のアルツハイマー革命　ボケた脳がよみがえる』（主婦の友社）、『アルツハイマー病が革命的に改善する33の方法』（飛鳥新社）、『解毒・神経再生治療でアルツハイマー病は予防・治療できる！患者と家族のための新たな選択肢』（すばる舎）など多数。

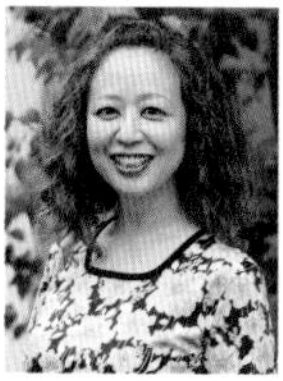

検見﨑聡美
（けんみざきさとみ）

料理研究家、管理栄養士。

1965年生まれ。

料理研究家の故・滝沢真理氏に10年師事。独立後、和食をベースに、中華やエスニックなどのアレンジをほどこした家庭料理やお菓子のレシピ、管理栄養士の立場から健康面に配慮した病人食、ヘルシーレシピにも定評がある。

おもな著書に『かけるだけで絶品おかず かけだれ30』（青春出版社）、『朝がラクになる３分弁当』（ワン・パブリッシング）、『腸活で長生き！オートミール健康レシピ』（池田書店）、『作りおきできる減塩おかず』（女子栄養大学出版部）、『最強！ 涼野菜レシピ　からだのこもり熱を取り、毒を出す！』『美味しい、おかゆ』（ともに河出書房新社）など多数。

栄養成分の表示について
この本の魚缶・レシピなどの栄養表示は、文部科学省による「日本標準食品成分表五訂増補」、マルハニチロ（株）のデータを合わせて算出しています。「塩分」は食塩相当量、Caはカルシウムです。また、レシピの栄養表示は１人分の数値です。

本書の内容に関するお問い合わせは、お手紙かメール（jitsuyou@kawade.co.jp）にて承ります。恐縮ですが、お電話でのお問い合わせはご遠慮くださいますようお願いいたします。

本書は2012年小社刊『病気を遠ざける！魚の缶詰レシピ』を一部改訂して再編集したものです。なお、P32、P68の取材データは2012年の初版発行時点でのものです。